# Le Rêve américain : Réalité ou Mirage ?

**ISBN : 978-99982-58-75-4**
Editions Nouveautés
Tél : (+229) 95008799 072 BP : 192 Cotonou
editionsnouveautes@yahoo.fr

Abdou Kayoum IBRAHIMA

# Le
# Rêve américain :
# Réalité ou Mirage ?

**Essai**

Editions Nouveautés

## Chez le même éditeur

**Poésie**

- Lucien Guillaume DAVI, *Mélodies*, 2022.
- VINOU Junior, *Les mots perdus,* 2022
- Pascal Dossou AGOSSA, *Aux âmes des mots*, 2021.
- DJALILOU Chiré, *Courroux d'un écorché vif*, 2021.
- Hermann Yao KOUASSI, *La perte*, 2020.
- Hermann Yao KOUASSI et alii, *Parole citée*, 2020.

**Théâtre**

- Serge MEGNONHOU, *Le père de mon enfant est mon père* suivi de *L'avortement de la nuit,* 2022.
- Amour Noudélé AGOLI-AGBO, *Comme tu auras semé,* 2021
- Hugues BALOGOUN, *Le vrai visage,*
- Christ-Michel MOUTSASSI MOSSOSSA, *Traces*, 2019.
- Noudjiwou Carlos ALLOSSOU, *une aile commune chue,* 2019. -Hermann Yao KOUASSI, *La ruse mielleuse*, 2017.
- Fabroni Bill YOCLOUNON, *Il n'est pas facile d'être prêtre*, 2016
- Hermann Yao KOUASSI, *L'INCURSION* suivi de *Le vin est tiré*, 2016.
- Hermann Yao KOUASSI, *Immergence* suivi de *La Fuite*, 2014.
- Hermann Yao KOUASSI, *Pierre abandonnée*, 2014.

**Essai**

- Didier HOUNNOUGBO, *Le Bénédictin*, 2021.
- Spongenos Jules TOHOUN, *Autorité, mais quelle autorité ? (Esquisse et mise en route),* 2021.

**Roman**

- Pascal MIGNANHOUN, *Azondato et l'ambitieux (Quand l'amour devient l'otage de la folie…)*, 2021.
- Bidossessi Yannick-Kevin AKPAOKA, *La déesse mère destinée,* 2019.
- Spongenos Jules TOHOUN, *Quand aimer devient difficile,* 2018.
- Rivarol AHOUANVOEBLA, *Le bal des bouffeurs,* 2018.

**Nouvelles**

- Hermann Yao KOUASSI, *Le poids*, 2018
- Kouassi Claude OBOE, *Pour une histoire de virgule & La femme minée*, 2015.

**Manuels**

- Blaise BESSAN, *Mon BAC en français (Version revue et augmentée)*, 2021
- KOUAWEMA L. Christian & AÏCHEOU D. Alfred, *Histoire et géographie 6ème*, 2019.
- KOUAWEMA L. Christian & AÏCHEOU D. Alfred, *Histoire et géographie 5ème*, 2019.
- KOUAWEMA L. Christian & AÏCHEOU D. Alfred, *Histoire et géographie 1ère*, 2019.
- Trésor BATCHO, *Lire la pièce de théâtre Le Gong a bégayé d'Apollinaire AGBAZAHOU,* 2015.
- E. Jean-Pierre DOTCHE et alii, *Pour une maîtrise de l'épreuve de français dans les classes : 2nde / 1ère et Tle (Toutes séries),* 2014.
- Hermann Yao KOUASSI, *Réussir l'analyse logique et les fonctions du nom* (Plaquette revue et complétée), 2014.

# À paraître

**Théâtre**

- Augustin K. AMEGAN, *Le masque brisé*

**Roman**

- Jean-José Bahouncolé, *La Cité des enfants perdus*
- Hermann Yao KOUASSI, *Une après-midi bouleversante.*

**Essai**

- Xavier ALINSATO, *Liberté et loi morale*

# Préface

Les Feux de l'Amour, 24 heures Chrono, Capitaine America, La Statue de la Liberté, La Maison Blanche, Las Vegas, Hollywood... Dans l'imaginaire de millions de personnes à travers le monde, ces noms éveillent bien de sensations. Des sensations qui ne sont pas bien sûr du même ordre que celles des noms de la liste suivante : GI's[1], Irak, Guantanamo, Palestine, Lybie... Qu'ils soient de la première ou de la seconde liste, ces noms ne font penser qu'à un seul pays : Les Etats-Unis !

Les Etats-Unis restent le pays au monde qui peut susciter à la fois fascination et aversion à des millions de personnes de par le monde. C'est un pays qui sait s'élever dans les grandeurs mais qui ne s'empêche pas, par moments, de descendre dans des profondeurs méprisables. C'est, en somme, un pays de grandes contradictions qui a pendant longtemps entretenu un idéal : *Le Rêve Américain !* C'est le processus qui a conduit à l'érection de cet idéal que ce magnifique ouvrage nous présente avant d'interroger son essence aujourd'hui.

[1] Soldat de l'armée américaine.

L'ouvrage s'offre comme un rapide tour d'horizon des Etats-Unis qui ne s'inscrit, cependant pas, dans une démarche dithyrambique ou au vitriol. Vous trouverez des réponses à bien de questions que vous vous êtes toujours posés au sujet des Etats-Unis. Vous découvrirez que l'émergence du concept du *Rêve Américain* remonte déjà aux heures de la formation du pays. Les conquistadors, les pèlerins du Mayflower, les colons anglais ont contribué à la naissance du concept qui sera enraciné dans les consciences par le développement d'une économie et un marché de l'emploi aux caractéristiques singulières.

Ce que ce livre nous démontre aussi est le lien étroit, presque fusionnel, que les Etats-Unis entretiennent avec l'immigration. C'est une terre qui a toujours semblé exercer un fort attrait sur les hommes et les femmes épris d'aventure, tous mus par le désir de se réaliser dans « le pays de tous les possibles ». Et depuis bien des années, l'immigration est intégrée aux politiques des différents gouvernements. Mais si la flamme de l'immigration continue d'être entretenue, qu'en est-il de celle du *Rêve Américain ?* Découvrez la réponse à cette interrogation en parcourant les lignes de ce livre.

**Pelphide TOKPO**
*Dramaturge*

# INTRODUCTION

Depuis plusieurs années, le territoire américain ne cesse d'attirer les étrangers voulant vivre une vie meilleure et prospère. Pendant très longtemps, le pays a été considéré comme une terre d'accueil pour tous et beaucoup y ont trouvé refuge. Le hasard a conduit Christophe Colombe vers les Amériques ; les conquistadors espagnols y étaient allés à la quête de cités pleines d'or ; les passagers du Mayflower ont débarqué en Amérique à la recherche d'une terre d'asile.

Aujourd'hui encore, des millions de personnes[2] venues de tous les continents, arrivent aux États-Unis avec l'espoir de voir leur vie prendre un *meilleur* tournant ou de pouvoir saisir des opportunités que leurs terres de départ n'offraient pas. Ce sont là les manifestations du *rêve américain.*

---

[2] Chaque année, en moyenne, 1 million de nouveaux immigrants arrivent aux États-Unis (Jean-Marc Four et Franck Ballanger, « Malgré les apparences, les États-Unis sont restés une terre d'immigration », 8 novembre 2020, www.france culture.fr)

Mais s'il y a une question qui agite les esprits aujourd'hui c'est celle se rapportant à l'état de ce *rêve.* Le *rêve américain* est-il toujours *vivant ?* Ce rêve américain fait-il encore rêver ? Ou que recouvre-t-il aujourd'hui en réalité ? C'est à ces questions que nous tentons de répondre dans cet ouvrage en deux parties.

Dans la première partie, nous nous intéresserons à l'histoire et l'économie américaine. En effet, ce sont deux facteurs non négligeables ayant contribué à forger le concept du *rêve américain.* Après un bref survol de l'histoire des États Unis (Chapitre 1), nous évoquerons les principales caractéristiques de son économie (Chapitre 2) et de son marché de l'emploi (Chapitre 3).

Dans la seconde partie, nous montrerons que les États Unis ont un lien particulier avec l'immigration. Toute son histoire est immigration (Chapitre 1). L'immigration sera même intégrée et organisée par les gouvernements successifs comme le symbolise Loterie Visa (Chapitre 2). Tout ceci participe à l'entretien du concept du rêve américain dont on questionne la réalité aujourd'hui (Chapitre 3).

# PARTIE I :

# L'HISTOIRE ET L'ÉCONOMIE AMÉRICAINE

L'histoire des États-Unis est d'abord celle d'un essor: celui d'une petite colonie lointaine devenue, en l'espace de deux siècles, une immense « nation d'immigrants » (250 millions d'habitants en 1990) et la première puissance (politique, économique, diplomatique, culturelle) de notre époque[3]. Aussi, l'idée du *« rêve américain »* ne s'est-elle pas forgée sur du néant. L'histoire du pays en est forcément le soubassement (Chapitre 1), son économie (Chapitre 2) et son marché de l'emploi aussi (Chapitre 3).

[3] VINCENT, B., *Histoire des États-Unis* (Dir.), Paris, Flammarion, 2016

# CHAPITRE 1:

# ÉTATS-UNIS, LES RAYONS ET LES OMBRES

Les États-Unis demeurent encore aujourd'hui un territoire et un peuple avec une culture fascinante, produit de siècles d'histoire. Une histoire qui s'étalerait bien sur de nombreux volumes. Et comme toute histoire, il y a toujours non seulement les côtés roses mais aussi les côtés sombres. L'histoire des États-Unis n'échappe pas à cette logique. De cette histoire, nous n'allons en relever que les grands traits, en insistant d'une part sur ses « lumières » (Section 1) d'autre part sur ses « ombres » (Section 2).

## Section 1 : Les Lumières d'Amérique

Dans la plupart des esprits – faussement – l'Histoire de l'Amérique ne commencerait qu'avec l'arrivée de Christophe Colombe ce jour d'octobre 1492. Perception forgée par l'enseignement sur l'histoire de cette partie du monde dans les écoles en Europe et en Afrique. Une formule bien trouvée résume cette réalité : « *Christophe Colombe a découvert l'Amérique* » ! Mais comme on commence par le comprendre, l'Amérique n'était pas une terre vierge avant l'arrivée de l'explorateur (I), elle ne sera plus pareille après son passage (II) et elle jouera un grand rôle dans les deux grandes guerres (III).

### I. L'Amérique d'avant-Colombe

#### 1. L'Amérique, cette terre qui n'était pas vierge

L'Amérique d'avant-Colombe – précolombienne – est cette Amérique dont l'Europe ignorait l'existence jusqu'au voyage de Colombe. En effet, avant ce voyage, l'Amérique était un continent isolé. Les savants de l'époque ne doutaient pas de l'existence de terres de l'autre côté de l'Atlantique.

Cette Amérique inconnue des Européens était peuplée par une dizaine de peuples qui parlent des centaines de langues. Ces peuples étaient répartis en deux zones majoritairement. L'une est la *Mésoamérique*.[4]Il s'agit de la zone qui recouvre une grande partie du Mexique actuel et de l'Amérique centrale. L'autre est l'aire andine, qui se situe dans l'aire géographique de la cordillère des Andes.

Avant l'arrivée des Européens, deux grands empires dominaient ces deux espaces : l'Empire aztèque sur les plateaux mexicains et l'Empire inca dans les Andes.

## 2. Le peuplement de l'Amérique précolombienne

Plusieurs hypothèses ont été formulées sur le processus de peuplement de l'Amérique précolombienne. Ces hypothèses, nous pourrons les mettre en deux grandes catégories.

### 2.1. Le peuplement en une vague unique

Pour les tenants de cette thèse qui a prévalu jusqu'en 1960, *une seule vague* de déplacement et une seule période de glaciation auront suffi. Ainsi, des populations asiatiques se seraient retrouvées en Amérique – sans le savoir – en

---

[4] Cette zone a été nommée ainsi par l'archéologue germano-mexicain Paul Kirchhoff (1900-1972).

profitant de l'abaissement des eaux maritimes et la présence d'un large passage (d'environ 200 km), la Béringie[5], entre l'Asie et le Nord-Ouest de l'Amérique. Ensuite, ces peuples se seraient éparpillés jusqu'au Sud de l'Amérique du Sud, ce qui expliquerait l'extrême variété des civilisations rencontrées par les Européens à leur arrivée en Amérique.

### 2.2. Le peuplement par plusieurs vagues

Mais à partir de 1960, d'autres hypothèses vont émerger. Il semble qu'il y ait eu, par la Béringie, plusieurs mouvements et que les premiers seraient bien antérieurs à la date que l'on supposait.

D'abord, la voie asiatique aurait été exploitée à deux reprises (entre 50000 et 40000 avant Jésus-Christ et entre 25000 et 14000 avant Jésus-Christ) par les périodes de glaciation et stoppée par le réchauffement climatique et la remontée des eaux. Ensuite, une hypothèse *européenne* s'expliquerait par le passage vers l'Amérique de peuples traversant l'Atlantique en pêchant, l'Atlantique étant en partie gelée. Enfin, un autre s'appuyant sur la traversée du pacifique

---

[5] Par exemple, en suivant la migration de troupeaux qu'elles chassaient car la Béringie étant une steppe favorable à la vie des bisons.

a été proposée afin de prouver la possibilité d'un peuplement du Pérou à partir de la Polynésie.[6]

## 3. L'organisation des peuples de l'Amérique précolombienne

### 3.1. L'écriture dans l'Amérique précolombienne

Ces sociétés disposaient d'une écriture. Chez les Mayas, l'écriture remontait déjà dès 200 apr. J.-C., mais, à cause de la grande durée de leur civilisation, leur système d'écriture a évolué. Au départ, chaque mot était représenté par un dessin, il s'agissait d'une écriture *logographique.* Du côté des Aztèques, leur écriture est *pictographique.* Pour aider la lecture, de nombreux signes sont ajoutés comme des traces de pas qui permettent de comprendre le sens de l'écriture puisque l'écriture aztèque se lit indifféremment de gauche à droite ou de droite à gauche ou dans les deux sens.

### 3.2. Une société pyramidale et hiérarchisée[7]

Le modèle d'organisation sociale dans l'empire Inca a reflété assez bien celui des autres sociétés de l'époque

---

[6] Le Norvégien Thor Heyerdahl (1914-2002) a traversé le Pacifique du Pérou aux îles Touamotou dans les conditions techniques vraisemblables à bord du « Kon Tiki », un radeau de balsa.

[7] Lire sur la question : Les dossiers « Histoire et Civilisation », Québec, Cégep Sherbrooke, 2018, vol. 7, n°1

précolombienne. La société inca était très centralisée et hiérarchisée autour de la capitale Cuzco qui organisait tout[8]. Les empereurs incas, au XVe siècle et jusqu'à la chute de l'empire, avaient théoriquement un pouvoir absolu.

Dans l'empire inca, l'économie fonctionnait selon un système redistributif et passait par l'État. En effet, tous les excédents agricoles étaient versés à l'État et à ses représentants. Ils servaient non seulement à entretenir les fonctionnaires et les armées, mais pouvaient également être redistribués à la population.

Dans la civilisation inca, le travail était obligatoire, sauf pour les vieillards âgés de plus de soixante ans, les infirmes et les malades. La quantité de travail réservée à chacun était fixée : il était interdit de travailler davantage ou de travailler moins. En effet, permettre aux uns de travailler davantage aurait permis aux autres de paresser. Cette obligation de chacun pour le travail pouvait être constatée à tous les niveaux de la pyramide sociale[9]. Dans l'habitation, les femmes se chargeaient des tâches de la

---

[8] Cette organisation comprenait quatre parties importantes séparées : celle du nord (Chinchasuyu), celle de l'ouest (Continsuyu), celle du sud (Collasuyu) et celle de l'est (Antisuyu).

[9] Encyclopédie Larousse, « Philippe II », [en ligne], (29 mars 2013)

cuisine et de l'entretien, alors que les hommes s'occupaient dans les champs et faisaient des activités artisanales (poterie et tissage).

En matière de religion, il y avait, chez les Incas, de nombreuses divinités, dont celles des peuples soumis, pour expliquer le monde. Toutefois, il y avait un dieu principal, Viracocha, qui était suprême et qui, selon un récit, avait créé le Ciel, la Terre, l'humanité, le Soleil, la Lune, le jour et les étoiles. Ce dieu prévalait donc sur les autres et symbolisait l'unification de l'empire inca.

## II. L'Amérique d'Après-Colombe : L'Odyssée pour la naissance d'une « hyperpuissance »

### 1. La ruée vers le nouveau monde

#### 1.1. Le fruit du hasard

La *découverte* de l'Amérique par Colombe est le fruit d'un *heureux hasard*. En effet, l'Europe du Moyen Âge a des contacts avec l'Orient, violents avec les Croisades, mais pacifiques aussi par le commerce, les commerçants italiens vendant les épices, les pierres précieuses, la soie de l'Inde et de la Chine qu'ils achètent aux commerçants arabes. D'Afrique, même si elle n'est pas explorée, arrivent les esclaves et les produits précieux comme l'ivoire…

Et pour se rendre en Asie ou en Inde, les navires, cherchent leur chemin par le contournement de l'Afrique. C'est en quête d'une nouvelle voie maritime que Christophe Colombe se retrouve sur un îlot des Antilles et croit avoir foulé le sol de l'Inde[10]. Mais quelques années plus tard, un autre navigateur, Amerigo Vespucci – ayant travaillé à préparer les voyages de Colomb – a la conviction que la masse des terres entre-aperçues à l'ouest de l'océan Atlantique est celle « d'un nouveau monde »[11]. Il prévoit un nouveau voyage d'exploration en 1499. Il écrira plusieurs lettres pour décrire ses découvertes, mais celles-ci reste encore contestées par les historiens.

Mais en 1507, lors de la réédition de l'ouvrage de géographie *Cosmographia* de Ptolémée est lancée et le géographe Martin Waldseemüller est chargé de tracer et graver les cartes. C'est alors qu'il se rappelle que le « nouveau monde » décrit par Vespucci et décide de nommer ces terres nouvelles *Americus* ou *America*, en son

[10] Il a fait plusieurs voyages de suite sur les côtes américaines : 1495 : Deuxième voyage de Colomb, qui reconnaît la Jamaïque et les Petites Antilles. – 1498 : Troisième voyage de Colomb, qui a touché Trinidad et a fixé la côte vénézuélienne jusqu'au golfe de Paria. – 1504 : Quatrième voyage de Colomb qui reconnaît les côtes du Honduras et du Panama. Christophe Colombe meurt en 1506, toujours convaincu d'avoir découvert l'Asie.

[11] CLIO, Voyages culturels, Les États-Unis : Une destinée manifeste, 2021, www.clio.fr

hommage[12]. Cette conclusion bouleverse la géographie du temps et les certitudes alors les mieux établies. En effet, les limites de l'univers connu jusqu'alors s'effondrent avec la découverte d'un continent tout à fait nouveau : l'Amérique.

### 1.2. De la quête de l'Eldorado au projet colonial

La découverte des Amériques ouvre donc les frontières du possible : les pays du vieux continent peuvent alors étendre leur hégémonie culturelle et commerciale à l'échelle mondiale. Commence dès lors la course aux colonies: les Français et les Anglais se divisent ; l'Amérique du Nord, alors que l'Amérique du Sud est colonisée par les Espagnols et les Portugais[13].

Ce sont les conquistadors espagnols qui retiennent plus particulièrement l'attention, car ils sont des pionniers dans le domaine des grandes explorations. Les contacts des premiers explorateurs européens avec les peuples autochtones ne sont pas du tout tendres. L'appât du gain est d'abord la première motivation de ces conquistadors.

---

12 Pascal Histachy, « Amerigo Vespucci : l'homme à l'origine du mot Amérique », www.projet-voltaire.fr

13 J. Servier, *Histoire de l'utopie*, France, Folio Essais, 2007, p. 142 cité par Les dossiers Histoire et Civilisation, Québec, Cégep Sherbrooke, 2018, vol. 7, n°1, p.3

Les Espagnols, à l'imagination enflammée à l'idée d'atteindre l'Eldorado et les fameuses cités d'or, sont les premiers à s'enfoncer dans les profondeurs du continent. La rumeur veut que, quelque part, loin à l'intérieur des terres, se trouve les sept villes de Cipola, aux maisons d'or. Une fois ce rêve dissipé, les Espagnols s'installent solidement au nord du Rio Grande et assurent l'évangélisation des populations autochtones.[14]

Au début du XVIe siècle, les navigateurs français sont pris également de frénésies exploratrices. Normands, Basques et Malouins s'élancent sur l'océan en direction de Terre Neuve et de ses eaux riches en morue. Du Canada à la Floride, les Français essaiment les fortins et les comptoirs.

Dans cette contrée du globe, les Anglais arrivent nettement en retard derrière les Espagnols, les Français, voire les Néerlandais ou les Suédois. Mais, rapidement, les Anglais éliminent leurs concurrents et s'imposent comme la puissance prépondérante. Au noyau anglo-saxon originel

---

[14] CLIO, Voyages culturels, Les États-Unis : Une destinée manifeste, 2021, www.clio.fr, p.6

viennent s'agréger des Scandinaves, des Allemands, des huguenots après la révocation de l'édit de Nantes[15].

Les différentes colonies que constituent les arrivées successives d'Anglais se soudent progressivement : en réalité, c'est la lutte contre l'ennemi commun – Indiens et Français – qui davantage rapproche les colonies anglaises. Mais sur le plan politique l'hétérogénéité prévaut. En effet, après les puritains protestants bannis par l'Église anglicane, arrivent les jacobites qui refusent d'admettre l'autorité de « l'usurpateur Guillaume d'Orange. »

### 2. La naissance des États-Unis : Le désir de liberté des anciens colons

Poussées par le goût de l'aventure, l'ambition de faire fortune, la simple perspective d'avoir un emploi ou le désir de vivre leur foi librement, les vagues d'immigrants se succèdent et, dès 1700, douze des treize colonies, qui plus tard forment l'Union fédérale, existent déjà. La vie s'y organise selon des principes inconnus en Europe[16].

Au milieu du XVIIIe siècle, une longue guerre oppose, sur le territoire américain, l'Angleterre à la France.

---

[15] CLIO, Voyages culturels, Les États-Unis : Une destinée manifeste, 2021, www.clio.fr, p.8

[16] VINCENT, B., *Histoire des États-Unis* (Dir.), Paris, Flammarion, 2016, p. 11.

Vaincue, la France renonce, en 1763, à toutes ses possessions d'Amérique du Nord : Les 80 000 Français s'inclinent devant le million et demi d'Anglo-Saxons. L'attitude des colons vis à-vis de la mère patrie se met alors à changer : n'ayant plus rien à craindre de la présence française, ils commencent à se dire que la protection britannique n'est plus une nécessité absolue. Mais les autorités britanniques ne voient pas les choses de cette façon, qui le font savoir par diverses mesures[17].

La résistance des colons s'organise aussitôt au moyen de pétitions, de boycottages et de manifestations plus radicales comme l'Émeute du Thé à Boston (Boston Tea Party) en 1773. En recourant à la répression armée au lieu de reconnaître aux sujets lointains de Sa Majesté le droit de jouir des « libertés anglaises », Londres commet alors l'irréparable : les premiers coups de feu échangés à Lexington et à Concord (Massachusetts) marquent le début d'un dur et long conflit qui va se solder, en 1783, par la défaite

[17] Le parlement britannique entreprend alors de mettre les colonies au pas 1) en renforçant l'application des lois existantes ; 2) en imposant aux colons un nouveau train de lois fiscales (dont le Stamp Act, 1765) d'autant plus iniques que les colonies ne sont pas représentées au parlement ; 3) en suspendant la colonisation des terres de l'Ouest et 4) en réduisant ou supprimant les pouvoirs des assemblées coloniales.

des Anglais, l'indépendance des colonies et l'instauration de la République des États-Unis d'Amérique[18].

### 3. Les États-Unis d'Amérique : Les marques d'une hyperpuissance

À la fin de la Guerre Froide après l'effondrement du bloc communiste, les États-Unis reste le seul « grand » pour devenir actuellement une « hyperpuissance ». Mais outre le domaine militaire, quels sont les autres domaines qui leur permettent de revendiquer ce titre ?

#### 3.1. Un territoire : immense, maîtrisé et ouvert sur le monde

Avec un territoire de 9 826 630 km², dont 1 717 854 km² en Alaska, les États-Unis forment un « État continent », le quatrième du monde par la superficie, doté de deux façades océaniques. Les États-Unis s'étirent sur 4 517 km d'est en ouest et sur 2 572 km du nord au sud. Ce pays présente, en raison de l'étendue de leur territoire, une grande variété de climats et de paysages.

Contrairement à la Russie ou à la Chine, les Américains maîtrisent totalement leur territoire et les infrastructures de transport permettent d'accéder facilement à n'importe quel point du pays. Pour des raisons historiques (peuplement

---

[18] VINCENT, B., *Histoire des États-Unis* (Dir.), Paris, Flammarion, 2016, p. 13

plus ancien) et démographiques (densité de population plus forte), le réseau de communication est plus dense à l'est qu'à l'ouest. La route (Highways) est le premier moyen de transport de passagers devant l'avion, les marchandises parcourent le pays essentiellement en train et en camion.

Malgré leur situation géographique (frontières terrestres seulement au nord et au sud), les États-Unis intègre pleinement dans le système de communication mondiale : - les aéroports (parmi les plus grands : New York, Chicago) - de nombreux ports (Pacifique, atlantique, Golfe du Mexique), - leur réseau de télécommunication très développé (fibres optiques, serveurs internet).

**3.2. Une population : nombreuse, variée et urbaine**

Avec 300 millions d'habitants en 2006, les États-Unis est le 3^e^pays le plus peuplé. Ce peuplement est le résultat de plusieurs vagues d'immigration. Actuellement, la population se compose de : 70 % de WASP (White Anglo-Saxon Protestant)[19], 12 % d'afro-américains[20], 13% d'hispaniques, 4% d'asiatiques, 1% autres, parmi lesquels les indiens.

---

19 Population originaire d'Europe

20 Descendants d'esclaves

Il s'agit d'une population avant tout urbaine puisque 80 % des Américains vivent en ville (40 agglomérations de plus d'1 million d'hab.). 50 millions d'Américains s'abritent dans la mégalopolis au nord-ouest (Boston – Washington).

Les villes s'organisent en quartiers très différenciés: au centre, le C.B.D. (Central Business District, quartier des affaires) ; les quartiers dégradés[21] près du centre où se regroupent les minorités défavorisées (Harlem) et d'immenses banlieues pavillonnaires des classes moyennes.

### 3.3. Une puissance culturelle, politique et militaire

*Une domination culturelle avec les ailes d'Hollywood*[22]

Sur le plan culturel, depuis 1945, les États-Unis exercent une influence culturelle inégalée sur l'ensemble de la planète. L'« *american way of life* »[23] est un idéal pour de nombreuses personnes partout dans le monde. Celui-ci met en avant par le cinéma. Un cinéma porté par

---

[21] Les ghettos

[22] Lire : Classe Internationale, « Hollywood, une expression de la puissance des États-Unis », novembre 2016, www.classe internationale.com

[23] Exposé plus bas : Partie II, Chapitre 3

Hollywood[24]. Cela est possible grâce à l'empreinte du gouvernement qui est toujours remarquable dans la création des studios d'Hollywood. En effet, les deux cartels issus du regroupement des « majors »[25] sont contrôlés ou dirigés par des élites politiques, en lien étroit avec Washington.

La construction d'Hollywood et sa conquête du monde s'accompagne d'un fort lobbying auprès du Congrès et du gouvernement. Mais cette relation profite également aux dirigeants qui trouvent là un moyen pour propager les valeurs défendues par les États-Unis ainsi qu'un moyen pour propager une certaine vision du monde. Alors, Hollywood devient un outil de soft-power et poussant les

---

[24] Les studios d'Hollywood édifient en 1914 à Los Angeles en Californie. Afin d'optimiser le tournage et de réduire les coûts de production, Hollywood s'inscrit très rapidement dans une logique de gestion «tayloriste». Le scénario devient un cahier des charges où l'écriture du scénario, sa forme, sa fonction restent tributaires des contextes de production, des conditions spécifiques de chaque tournage, des personnalités engagées dans l'élaboration du film à venir. La fragmentation des tâches et la diversification des métiers entraînent une spécialisation par secteur, les clusters. Les majors, les maisons-mères, prennent en charge la gestion, des finances et de l'économie cinématographique. Hollywood devient alors progressivement une industrie cinématographique regroupant plusieurs majors.

[25] La MPAA – Motion Picture American Association (1922) – qui s'occupe de la diffusion des films sur le territoire et au Canada, et la MPEA – Motion Picture Export Association (1945) – qui a géré la diffusion des films à l'étranger.

politiques à s'intéresser au secteur du cinéma avec des lois[26].

Dans les années 1910, les films d'Hollywood sont destinés à une audience issue des milieux pauvres et de l'immigration dans le but de fédérer des individus issus de milieux et de cultures différentes autour des mêmes valeurs[27]. Dès la Seconde Guerre mondiale, le gouvernement des États Unis finance un cinéma de "sécurité nationale". Les films produits combattent l'idéologie nazie ou encore dénoncent la menace communiste et réveillent le sentiment patriotique des citoyens. Une liaison directe entre le ministère de la Guerre et Hollywood est créée. Elle ne sera jamais rompue. Les films de "sécurité nationale" font également la promotion, voire la propagande, de l'armée américaine. Lors des tournages, elle prête son matériel et ses hommes[28].

---

[26] En 1934 le sénateur William Harrison Hays introduit le code Hays dans les films. Les États-Unis, ou toute allégorie, doivent être représentés de façon "respectueuse". Les criminels ne doivent en aucun cas attirer la sympathie. Par ailleurs le Civil Rights Act en 1964 apporte une diversité à l'écran en instaurant des quotas d'acteurs de couleurs de peau différentes.

[27] Des films tels que The Immigrant (1917) et les westerns, retracent l'histoire des États-Unis et la construction de la nation. Ils prônent le patriotisme, les valeurs religieuses, familiales et le travail.

[28] La réalisation du film Top Gun en 1986 en est le parfait exemple. Ce film permet même le recrutement de nombreux soldats américains : l'armée installe au sortir des séances, des stands de recrutement.

Aujourd'hui, les films hollywoodiens ne fédèrent pas seulement une nation autour des valeurs et représentations géopolitiques des États-Unis, mais tout un monde. Les scénarios illustrent le déplacement et l'évolution des conflits et des menaces. Les cyberattaques, la menace terroriste ou encore le trafic de drogue et les gangs sont des sujets que l'on retrouve dans les intrigues depuis les années 2000.

*Une influence politique et militaire planétaire.*

Depuis la fin de la deuxième guerre mondiale, l'influence des États-Unis ne cesse de grandir dans le monde, d'abord sur son bloc[29] pendant la guerre froide, puis sur l'ensemble de la planète après la chute de l'URSS.

Les États-Unis disposent d'une influence prépondérante dans de nombreuses instances internationales (droit de veto au Conseil de Sécurité de l'O.N.U., F.M.I., Banque Mondiale, OMC). Ils interviennent également dans de nombreux groupes de discussions mondiaux (G8), ou régionaux (Sommet Asie-Pacifique, Sommet des Amériques, etc.). Enfin ils sont

[29] Les pays alliés, majoritairement de l'Europe de l'Ouest.

membres de nombreuses organisations régionales civiles (ALENA, etc.) ou militaires (OTAN).

L'influence des États-Unis peut également se faire de manière indirecte ou directe, par des pressions amicales ou pas exercées sur des pays étrangers (politique de la « carotte ou du bâton »). Cela peut se faire sous la forme de promesse de financement, d'aide économique, technologique, d'accès privilégiés aux marchés américains (sans taxe douanière). Ou, au contraire, sous la forme de pression économique (supprimer des aides, mesures de rétorsion économique, etc…), politique (suppression des relations avec un pays) ou même militaire (intervention).

Sur le plan militaire, l'armée américaine est souvent considérée comme la première du monde. Pas la plus nombreuse (2eou 3earmée du monde = 1,5 M de soldats) mais la mieux équipée (430 Milliards de $ = 45 % du budget militaire mondial). Elle dispose de bases disséminées sur toute la planète ce qui lui permet d'intervenir rapidement sur n'importe quelle zone de conflit[30].

[30] Selon David Vine, professeur d'anthropologie politique à l'Université américaine de Washington DC, les États-Unis disposaient d'environ 750 bases dans au moins 80 pays en juillet 2021. Avec 120 bases actives, le Japon possède le plus grand nombre de bases américaines au monde, suivi de l'Allemagne avec 119

## III. L'Amérique et les guerres mondiales : Les États-Unis en sauveur du monde

Un autre élément qui vient renforcer l'image de puissance mondiale des États-Unis est son implication dans les deux conflits majeurs qu'a connus notre monde. La situation géographique du pays et le théâtre de ces conflits le dispensent d'y engager leurs soldats mais il le fait.

### 1. Les États-Unis dans la Première guerre mondiale

#### 1.1. L'effet domino

Le 28 juin 1914, un attentat entraîne une crise majeure en Europe. L'archiduc François-Ferdinand de Hasbourg, héritier de la couronne de l'Empire austro-hongrois, est assassiné à Sarajevo par un étudiant serbe de Bosnie. Ce dernier milite pour le rattachement de la Bosnie à la Serbie. L'Empire austro-hongrois qui a pour ambition de réunir tous les Slaves des Balkans dans un seul et même royaume saisit cette occasion pour attaquer la Serbie le 28 juillet 1914.

---

et de la Corée du Sud avec 73. (The Press Free, « Infographie : Présence militaire américaine dans le monde », www.thepressfree.com)

Cet événement met en branle le jeu d'alliances politiques vers la Première Guerre mondiale.[31] Deux coalitions se font face en 1914 au début de cette guerre : La *triple Entente* qui regroupe le Royaume-Uni, la France et l'Empire russe (soutenue notamment par les États-Unis, le Japon, le Portugal, la Belgique, l'Italie, la Roumanie, la Grèce, le Brésil) et la *Triple Alliance* qui réunit les empires allemand et austro-hongrois, avec le soutien de l'Empire ottoman et de la Bulgarie.[32]

### 1.2. L'entrée des États-Unis dans la guerre

En 1917, les États-Unis décident de prendre part à la Première Guerre mondiale quand la Russie cesse les combats contre l'Allemagne et l'Autriche-Hongrie sur le front Est[33]. C'est un grand tournant dans leur politique étrangère : c'est la première fois qu'ils interviennent en Europe. Depuis le XIXe siècle, ils se tournent davantage vers le reste de l'Amérique, qu'ils considèrent comme leur sphère d'influence. En 1918, à la fin de la Première Guerre mondiale, les États-Unis jouent un rôle important dans le règlement du conflit et le redécoupage de l'Europe. Cette

---

[31] Lire à ce sujet : Charlène VINCE, « Première Guerre mondiale : résumé de la Grande Guerre 1914-1918 », www.lInternaute.fr, 13 janvier 2022.

[32] L'Italie soutient d'abord l'Alliance avant de bascule en 1915 du côté de la Triple Entente.

[33] Début mars 1917, la révolution communiste avait débuté.

guerre prend fin après avoir fait 18 millions de morts, sans oublier les 21 millions de blessés – en particulier les « gueules cassées » – avec la signature d'un armistice à la demande des nouvelles autorités allemandes issues d'une révolution.

L'implication des États-Unis dans cette guerre marque le début de leur influence politique. Devenus la première puissance industrielle devant la Grande-Bretagne et l'Allemagne grâce à la guerre, ils voient leurs produits se vendre en Europe et dans le monde. Cela impose leur influence économique.

### 2. Les États-Unis dans la Seconde Guerre mondiale

La Seconde Guerre mondiale est la conséquence directe du (« mauvais ») règlement de la Première. En effet, un lourd tribut est imposé à l'Allemagne par le Traité de Versailles, le 28 juin 1919. Les dispositifs du règlement de la Première Guerre mondiale imputent l'entière responsabilité de son déclenchement à l'Allemagne et conséquemment lui mettent à charge la réparation des dommages. Les colonies et territoires de l'Allemagne lui avaient alors été retirés et attribués à d'autres pays[34].

Mais en Allemagne, ces conclusions – le « diktat de Versailles » – ne seront pas du goût de tout le monde dans les années 1930, surtout de la jeune génération dont Adolph Hitler incarne les aspirations. L'*Anschlus*[35] ne met pas longtemps à germer dans la tête et la nouvelle vision qu'Hitler avait de l'Allemagne. La mise en œuvre de cette vision entraîne l'attaque de la Pologne par les troupes allemandes en 1939. C'est ainsi que part la Seconde et plus sanglante Guerre qu'aura connue le monde[36].

Cette guerre qui vient d'éclater se déroule bien loin des États-Unis. Mais ils devront bientôt s'engager. En effet, en 1941, la base américaine de Pearl Harbor, dans l'océan Pacifique, est attaquée par les Japonais – alliés de l'Allemagne. Cet événement entraîne la décision des États-Unis d'entrer dans le conflit aux côtés des Alliés. Leur rôle dans la Seconde Guerre mondiale est tout à fait décisif sur le plan militaire. Leur apport technique et humain est

---

[34] La France récupère les territoires d'Alsace et de Lorraine. Le « Couloir de Dantzig » cédé à la Pologne.

[35] L'annexion à l'Allemagne de tout territoire abritant une population proche de celle de l'Allemagne, excepté celles d'origine juive

[3636] On comptabilise entre 60 et 70 millions de morts, dont entre 44 et 50 millions de civils.

déterminant pour la libération des territoires occupés en Europe, par les débarquements de 1943 et 1944.

Sur le front pacifique, c'est le lancement par les États Unis de la bombe atomique en août 1945 sur Hiroshima et Nagasaki qui marque la fin du conflit. Ils sont alors les seuls à posséder la technologie nucléaire, ce qui leur donne une puissance inégalée. Sur le plan idéologique, ils deviennent pendant la guerre les leaders d'un camp qui défendent la liberté, face au pouvoir nazi qui conquiert militairement les territoires européens en imposant un régime raciste et antisémite (caractérisé par le génocide des Juifs et des Tziganes).

Les États-Unis incarnent alors une démocratie dynamique face aux États européens soumis et détruits par la guerre. En 1945, là aussi ils participent au règlement du conflit. Ils décident de diviser l'Allemagne en quatre zones et en administrent une. Ils proposent aux pays européens des prêts et des aides financières pour gérer leur reconstruction : le plan Marshall. Leur puissance est alors multiforme : économique, commerciale, idéologique.

## Section 2 : Les États-Unis d'Amérique et le côté obscur

L'Histoire des États-Unis est celle d'un État parti presque de rien ou bâti à partir d'un presque rien, sinon de la ferme volonté d'hommes et femmes attachés aux principes de liberté et d'égalité. Des principes que les institutions du pays travaillent à sauvegarder. C'est donc une Histoire presque *lisse* que doit être celles des États-Unis s'il n'y a pas l'esclavage (I) et la ségrégation raciale (II).

### I. Les États-Unis et l'esclavage

#### 1. L'esclavage, une importation européenne

La ruée vers l'or qui suit la découverte du « nouveau monde » que représente l'Amérique pour l'Europe s'est soldée par un échec, ou ne rapporte pas de l'or dans l'étendue que laissent entendre les fables. Mais l'existence de cette vaste étendue de terre est vue comme une bénédiction du Ciel. La possibilité d'y faire des cultures ne tarde pas à germer. La question qu'il faut rapidement résoudre est celle de la main d'œuvre.

L'Afrique ! On se souvient qu'il y a juste en dessous de l'Europe se trouve un continent que longent les navires sur leur route pour les Indes. C'est alors que naît le commerce triangulaire[37]. Ce commerce est destiné à fournir aux colonies de plantations la main-d'œuvre. Débarqués dans le « nouveau monde » – pour ceux qui survivent à la traversée – les Africains sont cédés à des exploitants et fermiers. Et ils tombent dans les chaînes de l'asservissement et de la chosification, produits de l'esclavage.

## 2. La perpétuation de l'héritage de la mère patrie

L'arrivée des premiers esclaves noirs, transportés sur les côtes de Virginie pour y cultiver le tabac remonte en 1619. Même si elles proclament leur indépendance en 1776 et se dotent d'un nouvel État officiellement 1783, nombre de colonies, surtout du Sud, vont conserver la pratique de l'esclavage pendant encore près d'un siècle.

Mais il faut préciser qu'après la déclaration d'indépendance, la question de l'esclavage devient vite un point de fracture entre les États du Sud et ceux du Nord. Pour les premiers, l'esclavage est considéré comme la solution au besoin de main-d'œuvre dans la culture du

[37] Des navires négriers quittant l'Europe, en contrepartie de quelques objets, sont chargés d'hommes et de femmes sur les côtes africaines et mettent le cap sur l'Amérique.

coton et participe à l'établissement d'un mode de vie sudiste, bien éloigné de celui du nord plus industriel. Sur cette fracture, dans un pays où le gouvernement fédéral a ses pouvoirs limités par ceux des États qui le constituent, éclate la guerre de Sécession[38] en 1861: 11 États du sud font sécession des États-Unis dont le président nouvellement élu, Abraham Lincoln, républicain et nordiste, est un partisan de l'abolition de l'esclavage. L'Union, constituée des États du Nord et frontaliers, en sort vainqueur en 1865.

## II. Les États-Unis, cette mère qui distinguait ses enfants

### 1. L'abolition de l'esclavage : Une courte joie pour les Noirs

En 1865, tout paraît clair et un semblant d'espoir nait chez les communautés noires. Le Nord gagne la guerre. L'esclavage, par le bais du 13ᵉamendement, est aboli dans l'ensemble des États-Unis. En 1866, le Congrès, à forte majorité républicaine – le parti de Lincoln – abolit les *Black Codes* votés au lendemain de la guerre par les assemblées sudistes pour obliger les anciens esclaves à rester dans les plantations, et, par le 14ᵉamendement, garantit la citoyenneté

[38] Lire sur le sujet : Marine Jeannin, « Les grandes étapes de la Guerre de sécession », www.geo.fr

des anciens esclaves. En 1869, le 15eamendement interdit toute remise en cause du droit de vote pour les nouveaux citoyens.

Les anciens esclaves peuvent désormais voter, et de nombreux hommes politiques noirs sont élus dans tous les États du Sud – ils sont même majoritaires en Caroline du Sud dont la population est aux deux tiers noirs. Le Mississipi envoie deux sénateurs noirs au Sénat à Washington. L'embelli ne dure pas longtemps.

## 2. Les lois Jim Crow et la ghettoïsation de l'homme noir

À partir de l'année 1877, on assiste à un désengagement graduel des républicains ainsi qu'au retour aux postes de responsabilités des anciens partisans de l'esclavage. Ces derniers se regroupent dans le Parti démocrate, localement aidé par le Ku Klux Klan[39], fondé en 1866, dont les cavaliers cagoulés entendent reconquérir

[39] Fondé en 1866 dans le Tennessee (sud), le KKK regroupe alors une poignée de nostalgiques du Sud esclavagiste qui se distingue par des rituels comme des parades au flambeau, robes et cagoules blanches ornées de signes astrologiques. L'année qui suit, le Klan se transforme en force paramilitaire sous la houlette d'anciens officiers sudistes dont le général Nathan Bedford Forrest, premier "grand sorcier impérial" de "l'empire invisible". L'objectif du Klan est de terroriser les anciens esclaves qui obtient le droit de vote en 1867 et de "mettre fin au dogme de l'égalité raciale".

par la violence ce que la guerre et les urnes leur ôtent : la suprématie blanche dans le Sud.

À la fin des années 1880, afin d'étouffer l'émergence d'un « front de classe » qui provient de l'association de certains Blancs pauvres avec les Noirs, les classes populaires blanches adoptent des dispositifs juridiques variés pour éliminer politiquement les Noirs. Ces dispositifs prennent le nom de « *Jim Crow* », appellation tirée d'une chanson de 1830 qui moque les Noirs.

Ces lois organisent la séparation sociale entre les Noirs et les Blancs. C'est d'abord le cas dans les trains, les tramways et les bateaux puis d'autres lieux publics, les écoles, les lieux de résidence et après les hôpitaux, les hospices, les orphelinats. En Caroline du Nord et dans le Mississippi, seules des infirmières noires peuvent s'occuper de patients noirs.

La ségrégation et la violence raciste du Sud ont pour conséquence le départ d'une partie de la population noire vers les grandes villes industrielles du Nord : 200 000 personnes s'y installent entre 1880 et 1910[40], même si le racisme n'est pas totalement absent de cette partie du pays.

### 3. Les luttes de revendication des droits civiques

Face au caractère inique de cette ségrégation, la fin des années 50 voit se poser des actions pacifiques de rébellion contre la discrimination de la part des Noirs. En 1955, le refus de Rosa Parks de céder sa place de bus à un homme blanc marque le début d'un an de boycott des bus de Montgomery, en Alabama. C'est aussi un tournant décisif pour la lutte pour les droits civiques. En 1960, des étudiants font aussi un sit-in dans une salle de restaurant du magasin Woolworth de Greensboro, en Caroline du Nord. Leur protestation se diffuse dans 8 États du Sud. Ce mouvement a le mérite de mettre fin à la ségrégation dans un certain nombre de restaurants, notamment à Nashville.

Sous la direction de la NAACP[41], les mouvements de protestation et de revendication des droits civiques se généralisent et voient se rallier des célébrités comme Sammy Davis Jr et Harry Belafonte. Les intimidations, les

---

[40] Pap Ndiaye, « États-Unis : un siècle de ségrégation », www.histoire.fr, février 2006.

[41] Association nationale pour la promotion des gens de couleur

violences, les meurtres, les églises brûlées n'émoussent pourtant pas les ardeurs.

Le 23 juillet 1963, Martin Luther King Jr prononce une première version de son discours *I Have A Dream* à Détroit devant 125 000 personnes. À la tête de l'organisation SCLC[42], il organise la même année la Marche sur Washington pour l'emploi et la liberté qui réunit entre 200 000 à 300 000 personnes. Si les marches et les occupations attirent l'attention de l'opinion et font la « Une », dans le même temps, sur diverses situations de ségrégation, la Cour suprême rend justice à la partie noire. Les discriminations tombent une à une.

---

[42] Conférence des chrétiens dirigeants du Sud

# CHAPITRE 2:

# L'ÉCONOMIE AMÉRICAINE : UNE ÉCONOMIE À SEPT VIES

L'une des forces des États-Unis reste incontestablement son économie. Une économie qui prouve depuis des décennies qu'elle reste la plus performante du monde. Depuis la fin de la guerre de sécessions, l'économie américaine prouve qu'elle a de bases solides qui lui permettent de faire face à de nombreux chocs (Section 1) et que ses différents secteurs d'activités se portent bien (Secteur 2).

## Section 1 : Une économie à solide fondation

De nombreux éléments agrégés ont fini par donner à l'économie américaine la force qui est la sienne sur le plan mondial aujourd'hui. Les deux premiers conflits qui ont ouvert le XXè siècle ont constitué un tournant décisif (I) ; la générosité de la nature envers cet État (II) et la conquête de l'espace mondial ont définitivement donné le rang de leader à l'économie américaine (III).

### I. L'aubaine des deux guerres mondiales

#### 1. La modification du rapport des forces

La Première Guerre mondiale est un choc humain et financier d'une ampleur inédite. Premier conflit industriel de l'histoire, cette guerre constitue un tournant majeur au sein de l'ordre géopolitique mondial étant donné qu'elle consacre la fin de l'hégémonie politique et économique de l'Europe sur la scène internationale, au profit des États-Unis.

En entrant dans la Première Guerre mondiale, les États-Unis font pencher un conflit indécis vers une victoire alliée et ils s'en sortent comme la nouvelle puissance mondiale. En effet, en déclarant la guerre à l'Allemagne, les États-

Unis engagent leur puissance industrielle et leur abondante main-d'œuvre au service des armées alliées, embourbées dans une éreintante guerre de tranchées[43].

Les États-Unis deviennent la première puissance industrielle devant la Grande-Bretagne et l'Allemagne grâce à la guerre, ils voient leurs produits se vendre en Europe et dans le monde. Cela marque le début de leur influence économique. Mieux, les Américain mettent en place après la Seconde Guerre mondiale le Plan Marshall.[44]

## 2. Le Plan Marshall : l'arme fatale

Le Plan Marshall un programme de prêts accordés aux différents États de l'Europe pour aider à la reconstruction des villes et des installations bombardées lors de la Seconde Guerre mondiale. Ces prêts sont assortis de la condition d'importer pour un montant équivalent d'équipements et de produits américains. En quatre ans, les États-Unis prêtent à l'Europe 16,5 milliards de Dollars, soit 10% du PIB des pays concernés[45].

---

[43] La Croix, « Guerre 14-18 : la naissance de la superpuissance américaine », www.la-croix.com

[44] Nom du général Georges Marshall qui, au cours d'un discours à l'université Harvard le 5 juin 1947, fait part de la volonté du gouvernement des États-Unis de participer au rétablissement de l'Europe.

[45] L'URSS et ses pays satellites rejettent le Plan Marshall.

Même si au fil du temps ces prêts prennent la forme de dons, ils servent à asseoir l'influence des États-Unis et surtout à étendre à l'Europe la doctrine libérale et capitaliste américaine. En effet, les accords stipulent que les pays bénéficiaires du Plan Marshall doivent renoncer à étendre le nationalisme, en adoptant des règles économiques du capitalisme, qui est le modèle économique des États-Unis.

Aussi, les États-Unis jouent un rôle de premier plan dans la mise en place des institutions et mécanismes devant garantir une grande stabilité économique de ce monde d'après-guerre[46]. En 1944, les États-Unis participent à la création des accords de Bretton Woods qui créent le FMI (Fonds Monétaire International) et la Banque Mondiale. Les États-Unis sont à leur tête. Leur monnaie, le dollar, est la seule monnaie convertible en or. C'est ce rôle dans la fondation et le fonctionnement des institutions internationales qui assurent aux États-Unis une influence financière et économique importante dans le monde entre 1945 et 1989.

---

[46] Ces institutions visent à garantir une stabilité économique et financière internationale pour éviter des crises comme celles de 1929.

## II. Les atouts naturels de l'économie américaine

### 1. Sol et sous-sol : un réservoir de ressources naturelles

Les États-Unis exploitent de nombreuses ressources naturelles que leur offrent généreusement son sol et sous-sol. Sur le plan agricole, les États-Unis occupent la première place en termes d'exportation et la deuxième est liée aux importations. Ils disposent d'une surface agricole très étendue. La variété du climat permet de nombreuses cultures.

Grâce au Golfe du Mexique, au Texas et l'Alaska, les ils étaient deuxième producteur mondial d'hydrocarbures même s'ils étaient aussi les premiers consommateurs et sont obligés d'importer du pétrole. Ils disposaient de nombreux gisements de charbon et de minerais. L'importance du réseau hydraulique des États-Unis a permis l'aménagement des fleuves pour la production d'hydroélectricité (Colorado), pour l'irrigation des cultures et pour le transport fluvial (Mississipi, Missouri).

### 2. Les Américains, une population dynamique mue par l'esprit d'entreprise

La consommation est un élément important dans toute économie. Et une économie qui peut compter sur une forte population ne pourrait que mieux se porter ou réussir toujours à se relancer. Sur ce point, les États-Unis disposent d'une population conséquente. En effet, la population américaine (300 millions d'habitants) est le poumon de la puissance des États-Unis.

Population solvable, elle utilise 25% de l'énergie mondiale disponible et place la consommation parmi ses priorités[47]. C'est une population dynamique et noble avec un fort esprit d'entreprise. Elle mise sur le travail individuel, l'innovation, la créativité pour accéder à la réussite et à la richesse. Le *self-made man* reste un des mythes fondateurs et Bill Gates un exemple. Les universités sont liées aux entreprises et celles-ci investissent dans la recherche développement (RD) pour bénéficier des innovations et rester compétitives.

Selon Pascal Gauchon, les États-Unis sont « une puissance originale, à la fois nation, empire et idéologie »[48]. Il est très peu de peuples au monde aussi attachés aux symboles nationaux comme le drapeau (la bannière étoilée) et l'hymne national (Star-Spangled

---

[47] Maxicours, « Les facteurs de la puissance américaine », www.maxicours.com

[48] Cité par CLIO, Voyages culturels, Les États-Unis : Une destinée manifeste, 2021, www.clio.fr).

Banner). Aux États-Unis, le drapeau flotte aussi bien sur les édifices publics que sur les maisons, les usines, les entreprises. Les Américains sont le seul pays au monde où une fête est spécialement dédiée au drapeau, le Flag Day.

Le sentiment national s'exprime aussi à travers la visite d'espaces consacrés à la mémoire commune. Il en est ainsi des lieux qui voient les Américains vaincre l'adversité (Plymouth Rock[49], Valley Forge[50]), aux champs de batailles (Lexington, Yorktown, Gettysburg), en passant par ceux qui symbolisent les étapes décisives de la construction nationale (Liberty Bell, Independence Hall), ou du génie national (la statue de la Liberté).

Les hymnes populaires chantent la gloire de la terre des pères, « oh beautiful for spacious skies », « The Land we belong to is grand » ou encore « This Land was made for you and me ». Les élèves sont, dès le plus jeune âge, élevés

---

[49] « Rocher de Plymouth » est un lieu situé dans le Massachusetts où accoste William Bradford et les pèlerins du Mayflower le 21 novembre 1620 pour fonder la colonie de Plymouth et la ville bleue.

[50] Situé en Pennsylvanie à 40 km de Philadelphie où, en décembre 1777, le Général Georges Washington décide d'établir ses quartiers d'hiver alors qu'il est occupé par les Britanniques au cours de la guerre d'indépendance.

dans le culte du Mayflower[51], des minutemens[52], des Piligrim fathers[53], des pionniers.

Les Américains sont jaloux et fiers de leur parcours, de leur histoire. Les États-Unis sont un empire par leur gigantisme et la diversité de leur population. « Tout Américain est un orphelin », s'enthousiasme John Bart[54]. « Souvenez vous, souvenez-vous toujours que nous descendons tous, vous et moi, des premiers, d'immigrants et de révolutionnaires », renchérit Franklin D. Roosevelt.

## III. La conquête et la maîtrise de l'espace mondial

### 1. Le dollar et les multinationales américaines à la conquête des marchés extérieurs

Après le recul de la « frontière », c'est désormais à l'échelle planétaire que la maîtrise de l'espace a lieu. Le dollar, monnaie internationale de référence, est utilisé dans

---

[51] Vaisseau marchand qui transporta 102 pèlerins protestants anglais de Plymouth vers le Massachusetts en 1620.

[52] Nom donné aux membres de la milice des Treize colonies qui jurent d'être prêts à combattre dans les deux minutes. Ce terme est depuis employé pour désigner d'autres unités militaires des États-Unis, se référant au succès et au patriotisme des « minutemens » d'origine.

[53] Puritains persécutés en Angleterre, les Pères pèlerins parviennent en Amérique en 1620 à bord du Mayflower et fondent la première colonie du Nouveau Monde, à Plymouth.

[54] Cité par CLIO, Voyages culturels, Les États-Unis : Une destinée manifeste, 2021, www.clio.fr).

plus de 50% des échanges mondiaux. En 1992, le stock d'investissements réalisés par les États-Unis est de 500 milliards de dollars à l'étranger – Ils sont les premiers investisseurs mondiaux – et de 470 milliards de dollars aux États-Unis, ce qui stimule l'économie.

Les multinationales américaines sont, en effet, très présentes sur les quatre continents et développent des stratégies à l'échelle mondiale. La firme Ford réalise un chiffre d'affaires de 137 milliards de dollars en 1998 alors que la Pologne ne fait « que » 112 milliards de PNB à cette date...

### 2. Le gouvernement soutient et défend les intérêts des États-Unis

Depuis le New Deal des années 1930, l'État fédéral a multiplié et diversifié ses interventions. Les démocrates sont, dans ce domaine, plus interventionnistes que les républicains. Ces derniers défendent les milieux d'affaires et sont favorables, par leur programme (« moins d'État, moins d'impôts »), à la déréglementation administrative et au désengagement public. Dans sa politique conjoncturelle, l'État fédéral s'efforce de maîtriser l'inflation par le contrôle des prix, des salaires (Nixon, 1971-1974), et par des taux d'intérêts élevés (Reagan, 1981-1982), ou encore de soutenir l'activité économique par des allégements d'impôts afin de relancer la consommation (Carter, 1977-1978, Bush, 2001- 2004, et G. W. Bush). Il aide également l'agriculture et finance, par ses commandes, l'entreprise industrielle privée. Il intervient, enfin, dans le financement des programmes sociaux et les diverses prestations que le gouvernement s'engage à fournir aux citoyens, tels le Medicare (assurance maladie des personnes âgées) ou le Medicaid (assurance maladie des plus démunis)[55].

Le gouvernement américain soutient l'économie nationale à travers des aides et surtout lors des négociations internationales sur le commerce mondial (GATT puis OMC depuis 1995). Il s'agit de favoriser le développement du libre échange favorable aux entreprises américaines compétitives. De plus, disposant de l'armée la plus moderne et la plus puissante du monde, les États-Unis peuvent, par leurs interventions militaires, favoriser les intérêts américains. Bien sûr, il s'agit le plus souvent d'interventions sous l'égide de l'ONU, mais au-delà des missions humanitaires ou du maintien de la paix, c'est aussi

55 Microsoft Encarta, « États-Unis », 2009

la défense des intérêts économiques et financiers du pays qui est en jeu (la guerre du Golfe)[56].

## Section 2 : Une économie imposante

Dans tous les secteurs de l'économie, les États-Unis en imposent à tous les autres pays du monde. Du secteur primaire au tertiaire, en passant par le secondaire, ils occupent la position de meneur.

### I- <u>Le secteur primaire</u> : Un secteur tourné vers l'agro industrie

Même si le secteur primaire occupe moins de 10% de la population active des États-Unis (1), il reste un secteur important de l'économie américaine qui s'oriente de plus en plus vers l'agro-industrie (2).

#### 1. Un secteur à activités diversifiées

Les États-Unis sont des producteurs agricoles très importants, ils occupent le premier rang en termes d'exportations et le 2ème en ce qui concerne les importations[57]. Pour autant, l'ensemble des activités de ce

---

56 Maxicours, « Les facteurs de la puissance américaine », https://www.maxicours.com/se/cours/les-facteurs-de-la-puissance americaine

57 Grâce à un climat et à des sols favorables, l'agriculture des États-Unis est la première du monde. Le secteur primaire emploie 1,6 % de la population active et

secteur sont très variées. Grand producteur de blé, de soja et de maïs, l'élevage bovin et porcin comptent parmi les plus importantes. Chaque région présente des caractéristiques propres aux diverses activités. Ainsi, la culture du coton est historiquement très importante dans le vieux sud ; dans l'État de Floride, on cultive essentiellement les fruits. On pratique la viticulture en Californie ainsi qu'en Oregon ou encore dans l'État de New York. La culture céréalière est essentiellement pratiquée dans les Grandes Plaines ainsi que dans la vallée californienne de San Joaquin. De même, c'est un très grand producteur de charbon, de pétrole et de schiste.

Autrefois organisée en ceintures de productions spécialisées (Wheat Belt du Dakota du Nord au Kansas, Dairy Belt du Wisconsin à la Pennsylvanie, Cotton Belt de la Virginie au Texas), l'agriculture industrialisée se libère des contraintes naturelles des régions. Les Belts se diversifient :

– Le Nord-Est offre toujours des productions à forte valeur ajoutée (maraîchages, serres) pour supporter le prix élevé

---

produit 1,3 % du PIB en 2005. Les terres arables couvrent 19 % (2005) du territoire national.

des sols liés à la pression foncière des villes, vers lesquelles il écoule viande, lait, légumes et fruits.

– Le Sud-Est (Virginie, Carolines, Kentucky) abandonne aux grands domaines irrigués de l'Ouest la culture du coton qui a appauvri les sols et les métayers noirs. Il a connu un renouveau grâce, dans un premier temps, au tabac, qui est aujourd'hui de plus en plus marginalisé, et, plus récemment, grâce à la production de viande (porcs, poulets) fondée sur des cultures de maïs et de soja.

– Riz et canne à sucre poussent en bordure du golfe du Mexique, légumes et agrumes sont cultivés en Floride. – Au nord des Grandes Plaines, la zone d'élevage laitier se contracte. De l'Indiana au Nebraska, l'ancienne Corn Belt associe désormais au maïs la culture du soja et l'élevage porcin. À l'ouest du 100e méridien, ou « ligne des catastrophes» (sécheresse, érosion des sols), l'exploitation intensive de la nappe de l'Ogallala permet l'irrigation par aspersion sur pivots géants (700 000 parcelles circulaires), remplaçant le dry-farming et la jachère bis annuelle. Le blé (blé d'hiver au nord, blé de printemps au sud) partage son ancien domaine avec les légumes de plein champ, le lin, le tournesol et l'orge.

– Dans les Rocheuses et leur piémont semi-aride (les Hautes Plaines), l'élevage extensif (ranching) fournit des bêtes pour les parcs d'engraissement (feed-lots pouvant contenir jusqu'à 100 000 têtes de bétail) des Grandes Plaines et des abords des métropoles. De puissantes entreprises produisent du blé et des pommes de terre sur le plateau irrigué de la Columbia dans le Nord-Ouest, tandis que plus près des côtes une petite agriculture fournit lait et fruits rouges.

– La Californie, avec ses riches terres irriguées de la Grande Vallée, est le premier État agricole du pays. Très performante, elle propose une gamme complète de productions, des fruits aux légumes, des grandes cultures (coton, maïs, luzerne) aux vignobles, sans oublier l'élevage hors-sol.

Aux ressources agricoles s'ajoute un puissant secteur sylvicole. Environ la quasi-totalité de la forêt américaine est exploitée. Les États-Unis sont les premiers producteurs mondiaux de bois (473 millions de $m^3$en 2006). La production prend en compte essentiellement les bois tendres (sapin de Douglas, pin jaune du Sud) ; elle est destinée à la construction (bois de charpente) et à la production de pâte à papier. Les principales régions sylvicoles sont les plaines côtières du Sud, la Nouvelle-Angleterre, les Appalaches, la région des Grands

Lacs, les Rocheuses et les chaînes côtières du Pacifique. Le secteur de la pêche est également très actif, avec une prise annuelle de 5 millions de tonnes en 2005, qui classe les États-Unis parmi les dix premiers pays du secteur au milieu des années 2000. Les espèces marines (mollusques, crustacés, poissons) constituent l'essentiel des prises. Les principales régions productrices sont l'Alaska (saumon, colin), le Massachusetts, la Louisiane, le Texas, le Maine et la Californie. La région de la Nouvelle-Angleterre est réputée pour ses crustacés (homards). L'ostréiculture (côte atlantique) et la pisciculture (truite, saumon) sont développées.

## 2. Un secteur tourné vers l'agro-industrie

Le secteur primaire est progressivement en train de s'orienter vers l'agro-industrie. Développé vers l'amont (recherche agronomique, engrais, produits phytosanitaires, machinisme agricole) et l'aval (agroalimentaire), un puissant complexe agro-industriel forme la première filière du pays avec 18 % du P.I.B. et 9 % des actifs, et dispose de moyens énormes, d'où une augmentation constante de la productivité mais aussi des rendements.

Le revers est la dépendance à l'égard des marchés. Dans les années 1980, l'effondrement des cours mène à la faillite un certain nombre d'agriculteurs qui investissent massivement lors de la décennie précédente pour répondre à l'essor de la demande suscité par les achats soviétiques. Beaucoup de fermes familiales disparaissent ainsi au profit de vastes domaines constitués en sociétés anonymes (les corporate farms, de plus de 800 ha, représentent 3 % des 2 millions d'exploitations mais près de 50 % de la superficie agricole), et ce malgré l'intervention du gouvernement qui met en œuvre des programmes de gel compensé des terres et qui garantit les prix en échange d'une limitation des superficies.

Aujourd'hui, l'industrie agroalimentaire américaine est puissante et diversifiée, à l'image des productions agricoles : produits laitiers dans la région des Grands Lacs et en Nouvelle-Angleterre, industries de la viande et minoteries dans les Grandes Plaines, conserveries de fruits et légumes dans la plaine côtière atlantique et en Californie, raffineries de sucre, brasseries dans la région des Grands Lacs et dans le Kentucky (bourbon), viticulture en Californie. C'est un secteur très concentré qui comprend des géants de l'agroalimentaire mondial comme Kraft Foods, Coca-Cola Company, PepsiCo et les leaders de la restauration rapide que sont McDonald's et Burger King. Les États-Unis sont, avec l'Union européenne, les premiers exportateurs mondiaux de produits agroalimentaires, avec un peu plus de 10 % du commerce mondial au milieu des années 2000.

## II- Le secteur secondaire : Un secteur qui se porte bien malgré les apparences

Les États-Unis sont la première puissance industrielle (25 % de la production mondiale). Ils maintiennent leur premier rang dans les industries traditionnelles, malgré la concurrence accrue des pays à faible coût de main d'œuvre comme la Chine.

### 1. Une énorme production manière et énergétique

Les États-Unis disposent de ressources naturelles considérables : 10 % de la production pétrolière mondiale ($3^{ème}$ rang), 22 % du gaz naturel ($2^{ème}$ rang), 23,5 % de la houille ($2^{ème}$ rang), 6,5 % du fer ($7^{ème}$ rang), 13 % du cuivre ($2^{ème}$ rang). Ils sont le premier producteur mondial d'hydrocarbures, pétrole et gaz mélangés, devant la Russie et l'Arabie saoudite. Ils figurent, également, parmi les premiers producteurs mondiaux de lignite, d'or, de plomb, de zinc et d'argent. Ils consomment, en outre, 30 % de l'électricité nucléaire produite dans le monde (1er rang) et plus généralement un quart de l'énergie mondiale.

Le pétrole extrait des gisements du golfe du Mexique (35 % de la production), de l'Oklahoma-Kansas (15 %) et de l'Alaska (25 %) ne suffit pas à une consommation énergétique prodigue, de l'ordre de 8 000 kep/hab. (kilos équivalent pétrole par habitant) : le pays dépend en effet de l'extérieur pour 40 % de ses besoins. Avec l'augmentation de la production de pétrole non conventionnel, le pays est de moins en moins dépendants des importations.

Les ressources du pays en gaz et pétrole de schiste sont considérables. Les États-Unis disposent des deuxièmes ressources exploitables de pétrole de schiste, derrière la Russie, et des quatrièmes ressources exploitables de gaz de schiste, derrière la Chine, l'Argentine et l'Algérie. Les principaux gisements se situent dans le bassin de Bakken, à cheval sur le Dakota du Nord et le Montana, au Texas, en Californie, dans le Colorado et dans l'Utah. La production de gaz et de pétrole de schiste est en pleine croissance : 20 % de la production de gaz sont issus de gaz de schiste. Cette croissance entraîne une forte chute du prix du gaz naturel, ce qui contribue à la réindustrialisation du pays, notamment dans la chimie.

Les chocs pétroliers relancent l'exploitation des abondantes réserves de houille (évaluées à deux siècles de consommation). Les couches épaisses et peu profondes des mines à ciel ouvert de l'Overthrust Belt (Wyoming, Idaho, Utah) fournissent près de 45 % de la production, à peine moins que le vieux bassin minier des Appalaches, dont le charbon, de moins bonne qualité et plus coûteux, est proche des centres de consommation et des ports d'exportation (Hampton Roads). Les gisements situés au sud-ouest des Grands Lacs constituent un appoint non négligeable. L'avenir du charbon est, cependant, compromis par la législation anti-pollution. Sa proportion dans la production d'électricité a diminué de 50 % en 2009 à 39 % en 2012.

Les centrales nucléaires fournissent 20 % de la production totale d'électricité. Elles sont concentrées autour des Grands Lacs et sur la côte atlantique, où elles couvrent près du tiers de la consommation. Leur développement, arrêté après l'accident de Three Mile Island en 1979, est maintenant relancé. L'hydroélectricité fournit 10 % des besoins (Tennessee, Colorado, Columbia). Une partie est importée du Canada, mieux équipé.

Par ailleurs, l'Ouest regorge de minerais : cuivre d'Arizona, or, uranium, plomb des Rocheuses, etc. Les gisements de fer sont exploités autour du lac Supérieur et dans le sud des Appalaches.

**2. Un secteur qui se porte bien malgré les apparences**

Ces dernières années ; les discours ont tendance à faire croire à un déclin de l'industrie américaine[58]. On pointe souvent la délocalisation "sauvage". Or, la réalité des chiffres montre clairement que la situation de l'industrie américaine n'est pas aussi alarmante[59]. En effet, la progression, en valeur, de la production américaine (+ 50 % depuis 1973) dément l'idée de déclin, et seules quelques branches connaissent une stagnation ou un recul. Certes, la part de l'industrie dans le produit intérieur brut (P.I.B.) est descendue à 22 %, mais il convient de nuancer ce chiffre par la croissance très rapide des services, ceux-ci prenant en charge, de surcroît, des activités relevant jadis du secteur secondaire (étude de marché, publicité, entretien, transport, etc., soit un tiers du secteur tertiaire).

---

[58] Voir les discours de campagne de Donald Trump en 2017 et en 2020.

[59] La réduction de la part des États-Unis dans la production industrielle mondiale (passée de 55 % à 20 % en quarante-cinq ans) et le paysage (ponctuel) de friches de la Manufacturing Belt nourrissent le thème de la désindustrialisation. (Larousse encyclopédie, https://www.larousse.fr/encyclopedie/divers/%C3%89tats Unis_activit%C3%A9s_%C3%A9conomiques/186939)

Au total, près de la moitié du P.I.B. demeure donc dans la mouvance de l'industrie. De même, la baisse de la part de l'emploi industriel, passée, en quarante ans, du tiers au cinquième de la population active, rapportée à l'augmentation de celle-ci, équivaut à un accroissement de 15 à 19 millions du nombre des travailleurs (même si 2 millions de postes ont disparu depuis le maximum des années 1970).

Bien campés sur un marché intérieur longtemps protégé, des secteurs ont néanmoins cédé devant la compétitivité et la capacité d'innovation d'une concurrence étrangère plus flexible, plus sensible à la diversité des marchés et mieux organisée industriellement. De fait, au cours des vingt-cinq dernières années, certaines activités, comme la métallurgie de base ainsi que des industries de main-d'œuvre produisant des biens intermédiaires (machinisme agricole, chantiers navals) ou de consommation (textile, cuir, électronique grand public) ont été sinistrées[60].

[60] À la fin des années 2000, ce sont les trois grands constructeurs automobiles de Detroit, General Motors, Chrysler et Ford, qui connaissent de graves difficultés : General Motors et Chrysler reçoivent, en 2009, 17,4 milliards de dollars de prêts de la part de l'État fédéral, ce qui leur évite un défaut de paiement. La construction de voitures particulières passe de 6,4 millions en 1980 à 3,9 millions en 2007, ce qui menace 3 millions d'emplois directs et indirects. (Larousse encyclopédie,

Mais, dans le même temps, la haute technologie (aérospatiale, informatique, matériel électrique et électronique, pharmacie) a créé près de 6 millions d'emplois et sa croissance a entraîné, dans les entreprises, un surcroît de gains de productivité. 30 % de la croissance des années 1995- 2000 sont dus aux innovations de la « nouvelle économie » et à ses effets d'entraînement sur les secteurs traditionnels.

Les États-Unis sont le deuxième exportateur mondial de produits de hautes technologies, avec 10 % des volumes. De fait, depuis le début des années 1990, l'industrie américaine redevient très compétitive. L'accès facile aux capitaux, les liens étroits avec les centres universitaires, le soutien de l'État (marchés publics, recherche militaire, diplomatie commerciale), l'effort considérable en matière de recherche développement, les économies d'échelle (marché intérieur), l'allongement de la durée du travail hebdomadaire dans les années 1980-1990 et la modération des coûts salariaux sont allés de pair avec la réorganisation de la production.

---

https://www.larousse.fr/encyclopedie/divers/%C3%89tats
Unis_activit%C3%A9s_%C3%A9conomiques/186939)

À l'image des grandes firmes automobiles, diverses entreprises américaines nouent des alliances avec les sociétés étrangères concurrentes et peuvent rattraper leur retard technologique. Elles dégraissent aussi leurs effectifs, délocalisé tout ou une partie de leur production vers le sud et les pays en développement (notamment le Mexique), et se s'appuient sur une sous-traitance de 17 millions de P.M.E. plus flexibles (qui assurent l'essentiel de la création d'emplois industriels). Ces changements témoignent donc moins d'un déclin que du passage d'un cycle à un autre, technologique et mondialisé[61].

## III- Le secteur tertiaire : Un secteur dominant

### 1. La domination du tertiaire sur l'économie américaine

Le poids du secteur tertiaire dans l'économie américaine est écrasant en comparaison avec ce que représentent les deux autres secteurs dans cette économie. En effet, aux États-Unis, le secteur tertiaire représente plus de 70% du PIB (Produit Intérieur Brut) et emploie les 3/4 de la population active. Ainsi en 1960, 56 % de la population active travaillent dans ce secteur et près de 80%

---

[61] Larousse encyclopédie, https://larousse.fr/encyclopedie/divers/%C3%89tats Unis_activit%C3%A9s_%C3%A9conomiques/186939

aujourd'hui. Le poids croissant du tertiaire fait aujourd'hui de l'économie américaine une économie de services.

Cette économie de services est une économie post industrielle fondée sur les industries de haute technologie et sur l'ensemble des services caractéristiques d'une société riche. Dans cette économie, on privilégie les industries de haute technologie qui consacrent une part importante de leur activité à la recherche-développement : il s'agit du tertiaire supérieur[62]. Les grandes entreprises américaines ne conservent sur leur territoire que les fonctions de recherche, de gestion et de direction, donc des activités tertiaires. La production est délocalisée vers des pays à bas salaires.

## 2. Un tertiaire conquérant

Les services constituent aujourd'hui un vecteur de la puissance américaine. En effet, les États-Unis sont les premiers exportateurs de services au monde, ces exportations représentent 20 % du total mondial.

Les secteurs les plus prospères sont les transports (les compagnies aériennes américaines sont connues dans le

---

[62] Maxicours, « Un secteur tertiaire dominant », https://maxicours.com/se/cours/un-secteur-tertiaire-dominant/

monde comme TWA, American Airlines, Delta Airlines), les assurances, les produits culturels comme le cinéma, les séries télévisées, la musique. De grandes entreprises américaines diffusent les modes de consommation alimentaire ou de loisirs à travers le monde, comme Coca-Cola ou les parcs Disney.

Le tourisme fait partie du secteur tertiaire. Les États Unis sont, en nombre de visiteurs, le deuxième pays touristique du monde. Ce secteur d'activités emploie trois fois plus de personnes que l'agriculture. Les atouts des États-Unis dans ce domaine, sont nombreux : des climats variés qui favorisent l'activité en toute saison, un territoire désenclavé et bien desservi par un bon réseau de communication (aéroports internationaux, voies aériennes intérieures et voies terrestres), un important patrimoine naturel (grand canyon, les parcs nationaux qui sont visités par 70 millions de personnes chaque année) et culturel (musées, grandes villes culturelles comme New York, Miami), des sites dédiés aux loisirs et à la détente comme les nombreux parcs d'attraction tel que Disneyland en Floride.

# CHAPITRE 3:

# LE MARCHÉ DE L'EMPLOI AUX ÉTATS-UNIS : QUAND LA FLEXIBILITÉ ET LA PRÉCARITÉ FONT LA FORCE

Parmi les nombreuses raisons qui participent au mythe du rêve américain, la possibilité de pouvoir trouver un job, une fois débarqué aux États-Unis, occupe une place importante. Dans les perceptions les plus répandues sur ce pays, il est plus facile de trouver un travail aux États-Unis. Et ces perceptions ne sont pas souvent que des vues de l'esprit, elles sont confortées par les histoires personnelles de migrants mais aussi par les chiffres sur les créations d'emploi et chômage. Le marché de l'emploi américain a des caractéristiques qui, sous d'autres cieux, seront analysées comme des faiblesses mais qui font, dans son cas, sa force : la faible intervention de l'État sur le marché du travail (Section 1) et le fonctionnement de ce marché qui allie flexibilité et précarité (Section 2).

## Section 1 : L'État américain et le marché de l'emploi

Le marché de l'emploi aux États-Unis oscille entre des normes fédérales et locales (I). Et certaines pratiques de ce marché – déroutantes pour les personnes hors de ce système – méritent d'être relevées (II).

### I. Une faible politique publique d'intervention sur le marché du travail

#### 1. De l'État fédéral : Ne pas en faire trop

Lorsqu'on examine le cadre légal et conventionnel américain d'intervention publique sur le marché du travail, on se rend compte que l'État fédéral intervient très peu dans le domaine de la régulation du travail. Ce qui se traduit d'ailleurs dans le fait qu'il n'y ait eu de nombreuses lois portées par l'État en la matière comme c'est le cas dans la plupart des pays – surtout européens.

Coralie Perez fait remarquer que le socle de ce qui constitue la législation en matière de travail et d'emploi est issu de la crise de 1929 et du pacte social mis en place par l'administration Roosevelt. La législation normative est minimale et les principales lois relatives au travail et à l'emploi, votées dans les années 30 et après-guerre, ont été peu modifiées depuis lors[63]. Ainsi, le principe d'un salaire minimum comme celui de la majoration des heures supplémentaires, ont été fixés par le *Fair Labor Standard Act* de 1938.

L'assurance-chômage et les programmes d'assistance sociale naissent de cette période de mise en forme des institutions américaines par la loi sur la Sécurité Sociale (*Social Security Act*) de 1935. Toutes ces prescriptions s'appliquent à une relation d'emploi régie par un contrat de *common law*[64] n'offrant à peu près aucune protection aux salariés. Ainsi, le Department of Labor[65] a toujours eu, depuis sa création en 1913, une place marginale dans l'organisation fédérale de l'exécutif du fait de l'existence d'agences autonomes (souvent liées à un secteur d'activité) et de l'absence de prérogatives spécifiques (immigration, pensions aux vétérans et programmes sociaux ont été pris en charge par d'autres départements)[66].

---

[63] Coralie Perez. La politique publique de l'emploi aux États-Unis. Barbier J.C., Gautié J. Les politiques de l'emploi en Europe et aux États-Unis, PUF, pp.197-217, 1999, Les cahiers du CEE. Halshs 00714404

[64] Droit commun

[65] Ministère du travail

[66] Coralie Perez. La politique publique de l'emploi aux États-Unis. Barbier J.C., Gautié J. Les politiques de l'emploi en Europe et aux États-Unis, PUF, pp.197-217, 1999, Les cahiers du CEE. Halshs 00714404

## 2. Des États fédérés : Ne pas aller plus loin

Si la législation fédérale est le plus petit dénominateur commun aux États, ces derniers bénéficient d'une grande latitude dans l'application des normes et dispositifs fédéraux. Ils peuvent aller au-delà des minimas fédéraux en fixant, par exemple, un taux de salaire minimum supérieur au niveau fédéral. Mais il est constaté qu'ils se sont peu saisis de ce droit (Rosenberg, 1994). Ils disposent également d'une certaine autonomie dans la mise en œuvre des dispositifs fédéraux. Ainsi, dans le cas de l'assurance-chômage, cotisations et prestations diffèrent d'un État à l'autre, chacun peut définir la durée de perception ainsi que les modalités de son financement (cf. encart 1). Globalement, les États n'utilisent pas ces marges de manœuvres pour établir des relations de travail et d'emploi plus favorables aux travailleurs. L'action fédérale en matière d'emploi et de formation se borne donc à encadrer, par une réglementation minimale, les abus les plus flagrants, les rapports de travail et d'emploi. De ce point de vue, le caractère très décentralisé de l'action fédérale en la matière a pu contribuer au démantèlement du système d'emploi traditionnel, l'État fédéral ayant ainsi permis la flexibilisation à la baisse des salaires et l'affaiblissement des normes de travail et d'emploi traditionnelles. Ceci constitue sans doute le revers d'une situation sur le marché du travail américain le plus souvent présentée à son avantage et qui pourrait légitimer, en première analyse, un faible niveau d'intervention publique.

## II. Les spécificités du marché du travail américain

### 1. Du contrat de travail et de la durée légale du travail

Le marché du travail aux États-Unis est libéral et il est tout à fait possible de travailler légalement sans un contrat de travail écrit. Une poignée de main suffit parfois. Il s'agit dans ce cas d'un ***accord verbal*** entre employeur et le salarié que l'on appelle contrat *« At Will »*. Cependant, le statut de l'employé reste précaire car cette forme de « contrat » implique que toute rupture peut se faire sans formalités, sans motivation et sans préavis, sous réserve que le motif soit légal[67]. Mais de plus en plus d'employeurs utilisent un contrat écrit appelé *« Contract employee »* dans lequel sont précisés la durée ainsi que d'autres termes, comme la rémunération et les congés annuels. C'est souvent le cas lors d'embauche de salariés très qualifiés afin de se protéger d'éventuelles poursuites judiciaires des employés.

---

[67] Un licenciement est considéré comme illégal en cas de discrimination, de représailles après dénonciation (« retaliation » ou « whistleblower »), de violation de l'intérêt public.

En ce qui concerne la durée légale du travail aux États-Unis, la législation américaine n'indique aucune limite du nombre d'heures exécutées par jour ou par semaine. Si, en France, la durée est de 35 heures par semaine, aux États-Unis, il est communément admis 40 heures hebdomadaires. Mais au-delà, toute heure supplémentaire rémunérée 1,5 fois du taux horaire de base (*overtime pay)*[68]. La rémunération des heures faites le weekend, la nuit et les jours fériés ne font pas l'objet de taux majorés. Quant à la durée du repos hebdomadaire, elle est de 2 jours même s'il n'y a pas de législation obligeant l'employeur à en donner.

**2. Du salaire minimum et des avantages**

Depuis juillet 2009, le salaire minimum fédéral aux États-Unis est de 7,25 dollars même si certaines professions indiquées par la loi[69] ne sont pas couvertes par cette disposition. C'est le cas des professions rémunérées au pourboire (comme les serveurs) qui ont souvent des taux horaires plus faibles. Il est à noter que chaque État est libre de fixer son propre salaire minimum qui peut être

---

68 Pour aller plus loin, consulter www.dol.gov.agencies/whd/overtime/fww

69 The Fair Labor Standars Act

supérieur, inférieur ou égal au salaire minimum fédéral[70]. Aux États Unis, le salaire peut être à l'heure (*hourly position*), ou bien forfaitaire (*Salary Position*).

Aux États-Unis, il n'existe aucune loi imposant aux employeurs d'accorder des congés annuels ou des jours fériés chômés à ses salariés. Ceci est considéré comme un avantage plutôt qu'un droit. Cependant, environ 90% des travailleurs américains ont des congés (payés ou non payés)[71]. C'est à l'employé de négocier ses congés avec son employeur.

La loi permet aux salariés qui justifient de raisons familiales ou médicales (naissance d'un enfant, adoption, maladie grave) de prendre 12 semaines de congé maladie (*Sick pay*). Pour bénéficier de ce congé (Family and Medical Leave Act of 1993, FMLA), il faut avoir travaillé pendant au moins 1 an dans l'entreprise.

---

[70] Quelques exemples : 10 $ en Californie ; 9 $ dans l'état de New York (NY) ; 8.05 $ en Floride (FL) ; 10 $ en Arizona (AZ) ; 11$ à Washington (WA) et Massachusetts (MA) ou encore 5,15 $ en Géorgie.

[71] Bien loin des 5 semaines de vacances, les Américains bénéficient en moyenne de 10 jours de congés annuels (11 pour les fonctionnaires et 8 pour les salariés du secteur privé).

Notons qu'il existe 11 jours fériés aux États-Unis[72]. Certains États ont leurs propres jours fériés. Si le jour férié tombe au milieu de la semaine, il est reporté à un vendredi ou à un lundi.

### 3. Du droit de grève

Les Américains ont le droit de grève, mais sur certaines conditions et limitations. En effet, les secteurs qui risquent de paralyser le pays en arrêtant leurs activités ne sont pas autorisés à entrer en grève. C'est le cas notamment des compagnies ferroviaires et aériennes nationales qui ont des régimes spécifiques.

Certains États interdisent purement et simplement le droit de grève des fonctionnaires (Public Employees Fair Employment Act – « Taylor Law»). C'est le cas de l'État de New York. La Floride, l'Iowa ou le Michigan interdisent aux enseignants de faire grève. Enfin, dans de nombreux États, ce sont les policiers et pompiers qui n'ont pas le droit de grève.

[72] Il s'agit du 1er janvier, 21 janvier (anniversaire de Martin Luther King), 3è lundi de février (Jour des Présidents), Lundi de Pâques, 27 mai (Jour du Souvenir), 4 juillet (Fête de l'indépendance), 2 septembre (fête du travail), 2è lundi d'octobre (jour de Christophe Colombe), 8 novembre (Thanksgiving), 11 novembre (jour des vétérans), 25 décembre (La Noël).

## Section 2 : Le marché américain du travail : Entre flexibilité et précarité

Le fonctionnement du marché américain du travail tient sa flexibilité d'un certain nombre d'éléments (I) et cette flexibilité montre toute sa fragilité en période de crise (II).

### I. La flexibilité et ses implications

La flexibilité qui caractérise le marché du travail américain peut être globalement entendue comme la possibilité pour les employeurs de pouvoir garder le contrôle de la gestion de leur personnel sans grand formalisme et, tout ceci, dans un environnement où l'État intervient très peu.

#### 1. L'absence de normes de régulation de portée générale et nationale

Les États-Unis possèdent le droit du travail parmi les moins protecteurs et les moins égalitaires au sein des nations capitalistes avancées notamment en matière de conventions collectives, de salaire minimum, d'accès à la couverture santé et aux congés payés, ou d'aide aux chômeurs et aux ménages à faible revenu (Schmitt, 2010). La plupart des syndicats du secteur privé sont régis par le National Labor Relations Act de 1935 (NLRA, « Loi nationale sur les relations professionnelles »), mis en œuvre par l'agence du National Labor Relations Board (NLRB, « Comité national des relations professionnelles »). Les conventions collectives sont généralement établies de manière décentralisée au niveau de l'entreprise, voire de l'atelier; le gouvernement accrédite les syndicats à titre d'agents négociateurs et institue des règles de négociation collective, mais il intervient rarement pour garantir les accords.

La plupart des travailleurs non syndiqués du secteur privé sont employés de «gré à gré», ce qui signifie qu'ils peuvent être licenciés à tout moment pour n'importe quel prétexte (non interdit par la loi), voire sans la moindre raison. Certaines catégories de travailleurs et de travailleuses sont protégées par le titre VII de la loi sur les droits civils de 1964 ou d'autres lois contre la discrimination en matière d'emploi fondée sur la race, le sexe et autres motifs. Cependant, les procédures légales pour les faire appliquer sont distinctes des lois régissant les syndicats et dépendent généralement des poursuites engagées à titre individuel par des salariés[73].

---

[73] Chris Rhomberg, « Travail et travailleurs aux États-Unis : un tournant historique ? », La Nouvelle Revue du Travail, https://journals.openedition.org/nrt/10213

## 2. Le faible niveau de syndicalisation du marché du travail

Une autre caractéristique du marché du travail américain est son faible niveau de syndicalisation. Les employeurs, d'un bout à l'autre du pays, s'opposent généralement à la syndicalisation dans les secteurs non organisés mais dès les années 1980, les entreprises syndiquées commencent elles aussi à s'opposer aux nouvelles conventions collectives, soutenues par l'administration du président Ronald Reagan et par les tribunaux fédéraux. Depuis des décennies, les décisions du NLRB (« Comité National des Relations Professionnelles ») et des tribunaux se multiplient au bénéfice des employeurs qui disposent d'une plus grande liberté pour empêcher les salariés de se syndiquer en utilisant des méthodes légales et bien souvent illégales, alors qu'elles imposent des sanctions sévères aux syndicats qui outrepassent les limites strictes de l'action collective. En conséquence, le taux de syndicalisation dans le secteur privé, au niveau national, est passé de 24 % des salariés en 1973 à seulement 6 % en 2019.

De plus, un autre ordre, parallèle et plus contraignant, persiste au sein du système fédéral américain depuis l'époque du New Deal surtout dans les anciens États confédérés du Sud, où un régime juridique d'apartheid raciste s'est maintenu durant une grande partie de l'après-guerre. À la demande insistante de membres du Congrès sudistes, la NLRA ne s'applique pas à tous les secteurs, comme par exemple l'agriculture et les services domestiques, qui sont avant la Seconde Guerre mondiale les plus gros employeurs de travailleurs afro-américains. La loi Taft-Hartley de 1947 qui régit les relations entre patronat et syndicats a autorisé les États à adopter des lois dites « droit au travail » (right-to-work laws) ; celles-ci affaiblissent les syndicats en permettant aux salariés couverts par des contrats négociés par les organisations syndicales d'en « profiter » sans s'acquitter du paiement de leur cotisation, ni de contribuer « équitablement» aux coûts du travail syndical[74].

### 3. La faible efficacité des mesures de protection sociale des salariés

D'autres formes de protection et de prestations sociales à destination des travailleurs sont également ajournées, voire suspendues. Le salaire minimum fédéral, fixé par le Congrès, n'est toujours pas indexé sur l'inflation ; son montant de 7,25 dollars de l'heure en 2020, est inférieur au

---

[74] Chris Rhomberg, « Travail et travailleurs aux États-Unis : un tournant historique ? », La Nouvelle Revue du Travail, https://journals.openedition.org/nrt/10213

seuil de pauvreté fédéral pour un salarié à temps plein vivant en couple. Les États ont la possibilité d'établir des minima plus élevés, mais dans 21 États, principalement du Sud et du Midwest, le taux horaire reste fixé à 7,25 dollars. Le système d'assurance-chômage est instauré dans les années 1930, mais normalement, le versement de l'allocation n'excède pas 26 semaines. En raison de différences de seuil d'éligibilité archaïque, seul un tiers des personnes sans emploi durant la Grande Récession de 2007-2009 peut effectivement bénéficier de l'allocation chômage.

À peine plus de la moitié des salariés bénéficient d'une assurance maladie, contre plus de 70 % d'entre eux dans les années 1980 ; pour les travailleurs à bas salaire, la proportion descend à 20 % à peine[75]. Les programmes Medicare et Medicaid gérés par le gouvernement fédéral offrent respectivement une couverture santé aux personnes âgées (de 65 ans ou plus) et aux pauvres. La loi de 2010 sur les soins abordables (Affordable Care Act – ACA) met en place de nouvelles réglementations et accorde des subventions fédérales aux compagnies privées d'assurance

---

[75] Mettler, 2018, p. 34, cité par Chris Rhomberg, « Travail et travailleurs aux États-Unis : un tournant historique ? », La Nouvelle Revue du Travail, https://journals.openedition.org/nrt/10213

maladie ; l'augmentation de l'aide accordée au programme Medicaid permet de faire chuter le taux d'adultes sans couverture maladie de 16 % en 2010 à 10,9 % en 2016. L'ACA n'a toutefois pas modifié en profondeur la structure du marché de l'assurance-santé, et 24 États, à nouveau principalement dans le Sud et le Midwest, refusent d'étendre le programme Medicaid avant même que la Cour Suprême des États-Unis les autorise à s'en retirer. En 2018, environ 28 millions de personnes sont toujours sans couverture maladie[76].

Dans l'ensemble, le droit du travail et l'aide sociale sont moins protecteurs aux États-Unis que dans la plupart des autres nations capitalistes avancées. Les travailleurs et les travailleuses ont des droits limités dans le cadre de leur travail et doivent se plier à la loi du marché pour gagner de quoi vivre, avoir accès au système de santé et couvrir leurs autres besoins.

## II. La flexibilité et les situations de crise

C'est dans les situations de crises – économiques ou sociopolitiques – qu'on mesure mieux les revers de la

[76] (Quadagno et Lanford, 2019, cite par Chris Rhomberg, « Travail et travailleurs aux États-Unis : un tournant historique ? », La Nouvelle Revue du Travail, https://journals.openedition.org/nrt/10213

flexibilité. On comprend combien de fois cette flexibilité est synonyme de précarité de l'emploi. Deux évènements récents permettent d'illustrer cette réalité.

En décembre 2020, les États-Unis recensent plus de 16 millions de cas de Covid-19, et plus de 300 000 décès dus à la maladie (Université Johns Hopkins, 2020). L'adoption de mesures de distanciation sociale en mars 2020 entraîne la mise à l'arrêt d'une grande partie de l'économie, provoquant un bond du taux de chômage à 14,7 % en avril ; près de 10 millions d'emplois ont disparu entre février et octobre.

Puis, le meurtre de l'Afro-Américain George Floyd en mai par des policiers à Minneapolis dans le Minnesota, événement filmé par un smartphone et largement diffusé sur les réseaux sociaux, déclenche d'importantes manifestations avec environ un demi-million de personnes mobilisées dans 500 localités aux États-Unis, pour ce qui est décrit comme la plus grande vague de protestation civile de l'histoire américaine[77].

Un raisonnement simple serait d'affirmer que les Américains mis brutalement au chômage seront

---

[77] Chris Rhomberg, « Travail et travailleurs aux États-Unis : un tournant historique ? », La Nouvelle Revue du Travail, https://journals.openedition.org/nrt/10213

parfaitement aptes à reprendre leur travail à la fin du confinement et que la flexibilité aurait simplement évité de subventionner pendant quelques mois des salariés improductifs. Pour Tom Ducourant, en réalité le retour à l'emploi peut prendre du temps à cause de problèmes d'appariement des travailleurs, surtout si une récession de grande ampleur déprime durablement l'activité économique[78].

Dans un scenario le plus optimiste, poursuit-il, le confinement termine tôt et les chômeurs d'aujourd'hui candidatent à des postes de travail. Problèmes : les employeurs proposeront moins de postes qu'il n'en faudrait pour atteindre le taux de chômage d'équilibre américain (qui se situe autour de 4%). En effet, même sur un marché du travail où l'offre et la demande de travail s'ajustent vite, il existe un temps d'appariement et de formation des nouveaux employés.

---

[78] Tom Ducourant, « Faut-il envier la flexibilité du marché du travail américain en temps de pandémie ? », Oeconomicu, 3 mai 2020, www.oeconomicus.fr

# PARTIE II : LES ÉTATS-UNIS ET L'IMMIGRATION

De tout temps, la mobilité des populations est forte. Il n'est guère de région où, de gré ou de force, des déplacements importants de groupes humains n'aient eu lieu, à l'occasion d'événements tragiques (comme des guerres) ou pour tenter de profiter d'opportunités économiques nouvelles. Mais aucun mouvement ne semble avoir atteint l'ampleur de celui qui s'opère entre l'Europe et l'Amérique du Nord au cours des deux derniers siècles : il n'est guère d'autre exemple de territoire ayant suscité, de façon continue, un tel pouvoir d'attraction sur des populations jusqu'à des milliers de kilomètres, au-delà des océans (Chapitre 1). L'immigration sera même intégrée et organisée par les gouvernements successifs comme le symbolise Loterie Visa (Chapitre 2). Tout ceci participe à l'entretien du mythe du rêve américain (Chapitre 3).

# CHAPITRE 1:

# LES ÉTATS-UNIS, UN PRODUIT DE L'IMMIGRATION

98% des Américains ont un ancêtre immigré[79]. Un examen de l'histoire migratoire des États-Unis permet de se rendre compte que ce pays ne connaît pas une seule et grande vague migratoire. C'est un peuplement progressif (Section 1). Et la législation américaine en matière de migration a aussi connu des phases alternant rigueur et perméabilité (Section 2).

---

[79] Camille Renard, « 98% des Américains ont un ancêtre immigré », www.franceculture.fr, 31 janvier 2017.

## Section 1 : Les grandes époques migratoires des États Unis

Les États-Unis connaissent un destin démographique sans pareil. Sur leur territoire actuel (cinquante États), dont la superficie représente 9,373 millions de $km^2$, soit dix-sept fois l'espace français, la population est longtemps restée très clairsemée. D'après les estimations existantes en effet, le nombre d'habitants est, jusqu'au XVIIe siècle, inférieur à 1 million d'habitants[80]. On comprend donc que la population de plus de 300 millions d'habitants aujourd'hui s'est constituée avec le temps.

### I. 1492-1620 : L'arrivée des colons anglo-saxons 1492-1620

La première implantation humaine sur le continent américain semble remonter au dixième millénaire avant Jésus Christ[81]. C'est du moins, ce qui paraît être la première tentative fructueuse d'établissement à partir de laquelle les

---

[80] Mac Evedy C, Jones R., 1978, Atlas of world population history, Londres, Allen Lane, Penguin Books, 368p.cité par Jean-Claude Chesnais, L'immigration et le peuplement des États-Unis, In: Population, 54e année, n°4-5, 1999. pp. 611-633; doit : 10.2307/1534848, https://.persee.fr/doc/pop_0032-4663_1999_num_54_4_7035

[81] Jean-Claude Chesnais, L'immigration et le peuplement des États Unis, In: Population, 54e année, n°4-5, 1999. pp. 611-633; doi : 10.2307/1534848, https://www.persee.fr/doc/pop_0032- 4663_1999_num_54_4_7035

effectifs se multiplièrent sur la longue durée. Cette souche de peuplement est issue du franchissement du détroit de Bering par des peuplades originaires du nord de l'Inde, vraisemblablement des contreforts de l'Himalaya (Himachal Pradesh). Peu à peu, au fil des siècles, deux civilisations agraires s'enracinèrent, l'une mésoaméricaine, au Mexique et en Amérique centrale, l'autre sud-américaine, au Pérou. Vers 1492, l'Empire aztèque et l'Empire inca regroupent chacun environ 4 millions d'habitants.

Mais la «découverte» de l'Amérique par Christophe Colomb va inspirer les grandes expéditions maritimes et contribue surtout à provoquer l'invasion espagnole. La brutalité de la conquête et, plus encore, le choc microbien (les Amérindiens ne sont pas immunisés contre la variole et la rougeole, apportées par les envahisseurs) entraînent une catastrophe démographique dont l'ampleur reste sujette à controverse[82]. À partir de 1620, débarquent les puritains anglais du Mayflowers qui inaugurent une longue période d'arrivée d'anglo-saxons.

---

82 D'après les évaluations les plus fondées, à la fin du XVIe siècle, la population au sud du Rio Grande semble avoir reculé d'un quart par rapport à son apogée précolombienne (Mac Evedy et Jones, 1978).

## II- 1620-1820 : Les Européens en quête de liberté et de terre d'asile

Les Européens fuient les persécutions religieuses et le manque de terres cultivables : d'abord les Espagnols, qui s'installent à Saint Augustine dès la fin du XVIe siècle. Puis, à partir du début du XVIIe siècle, les Anglais s'installent en Nouvelle-Angleterre et en Virginie, suivis par les Allemands à New York et dans le New Jersey, et les Suédois dans le Delaware. La recherche de mains d'œuvre conduira à la déportation des noirs par le biais de la traite négrière[83].

Au moment de l'indépendance des États-Unis, le pays aime se représenter comme un asile pour tous les persécutés venus d'Europe, selon les mots du révolutionnaire Thomas Paine. En 1790, paraît le premier acte de naturalisation stipulant que "tout étranger, personne blanche et libre, peut être accepté en tant que citoyen américain". Aux premiers temps de la république et jusqu'à la paix avec l'Angleterre, l'immigration se limite à environ 6 000 personnes par an. À partir de 1814, une immigration massive venue d'Irlande, d'Angleterre et plus globalement

[83] Entre 10 et 15 millions d'esclaves africains ont été transportés de force vers les Amériques aux XVIIe et XVIIIe siècles (Jean-Claude Chesnais, 1999)

de toute l'Europe de l'ouest construit les principales villes de la côte est : New York, Boston, Philadelphie.

## III. 1820-1930 : La vague de la Révolution industrielle et du rêve américain

Trois millions d'Allemands et presque autant d'Irlandais, deux millions d'Anglais, et un million d'Austro hongrois fuient le cauchemar de la misère et de la famine. Ils poursuivent le rêve de la ruée vers l'or, s'engagent dans l'armée, ou désirent une Amérique qui conquiert son espace de plus en plus vers l'ouest. Des milliers d'immigrés trouvent du travail sur les lignes de chemin de fer en construction. Conséquence logique, les premiers immigrés venus d'Asie arrivent sur la côte ouest : 230 000 Chinois arrivent en 60 ans.

À partir de 1880, les immigrants arrivent à raison de plus d'un million par an durant la première décennie du XXe siècle. Sous la conjonction du bateau à vapeur qui réduit le temps de voyage, des pogroms en Europe de l'Est et en Russie, du génocide arménien et de la révolution mexicaine, la porte est ouverte à d'immenses vagues de migrations. Durant la seule décennie de 1880, 9% de la population norvégienne ~~a~~ ont émigré aux États-Unis. 12

millions d'immigrés sont passés par le centre d'examen des immigrants d'Ellis Island entre 1880 et 1930.

## IV. 1930-1965 : Le repli de la Grande Dépression

Les politiques restrictives d'immigration des années 1920 se poursuivent dans les années 1930. La Grande Dépression ralentit les vagues d'arrivées. Après la guerre, à partir de 1948, le *« Displaced Persons Act »* offre l'asile à des milliers de réfugiés européens. Puis, en 1957-1958, la politique d'asile des réfugiés venus d'Europe de l'Est devient une arme dans le contexte de la Guerre froide : 38 000 Hongrois sont accueillis aux États-Unis. En 1965, avec le *« Hart-Cellar Act »*, le président Johnson signe un tournant de la politique migratoire en ouvrant la porte des États-Unis non plus aux seuls migrants européens favorisés par les quotas, mais à ceux du monde entier.

## V. 1965-2000 : L'ouverture au monde et la diversification de l'immigration américaine

Les conséquences de ce changement de politique migratoire sont massives et immédiates : les immigrés venus d'Asie quadruplent en cinq ans, alors que les réfugiés des crises d'Asie du Sud-Est se sont ajoutés à ces chiffres impressionnants. La révolution cubaine conduit, quant à elle, 720 000 migrants sur les côtes du sud-est des États-Unis. La Californie accueille notamment une nouvelle immigration choisie et qualifiée, venue d'Amérique latine et d'Asie, dont les effets se font sentir sur le dynamisme économique de la Silicon Valley. En 1978, le Congrès adopte un plafond mondial, sans distinction de race, autorisant 290 000 entrées par an : sont privilégiés le regroupement familial et l'asile politique aux réfugiés du bloc communiste. Dans les années 1980 - 1990, la question des immigrés clandestins s'impose dans le débat politique. En 1986, le gouvernement amnistie 3 millions d'étrangers vivant illégalement sur le sol américain.

En 2015, 46 630 000 personnes vivant aux États-Unis sont nées dans un pays étranger. Environ 675 000 visas sont accordés chaque année, limités à environ 20 000 par pays, pour des raisons prioritaires de regroupement familial ou la recherche de travail.

## Section 2 : L'évolution de la législation américaine d'immigration

Trois périodes peuvent être dégagées dans la législation américaine de l'immigration. D'abord, une période de pleine immigration (I), suivie d'une période de repli et enfin la phase d'ouverture (III).

### I. La période de l'immigration en roue libre

Cette période s'étend de l'arrivée des pionniers du Mayflower jusqu'au début des années 1900. C'est une période caractérisée sans une réelle politique migratoire. L'euphorie de la victoire sur l'Angleterre et celle des indépendances a favorisé une immigration massive.

Les autorités du jeune État en construction ne manifestent nullement le désir de contrôler le flux migratoire. Les déclarations de cette période incitent même à immigrer vers les États-Unis. On peut citer la fameuse formule d'Adam Smith : « L'Angleterre achète pour certains de ses sujets qui ne se trouvent pas bien chez eux un grand domaine dans un pays lointain »[84].

Tous les damnés de la terre : juifs fuyant les pogroms d'Ukraine, catholiques irlandais victimes de la famine, paysans sans terres du Mezzogiorno croient commencer une vie nouvelle sur le débarcadère d'Ellis Island à New-York. La devise des États-Unis jusqu'en 1956, *« E pluribus unum »*, (de plusieurs, un), rappelle cette diversité des origines. Toutes les communautés peuvent maintenir leur spécificité à condition de vivifier ce qui les unit les unes aux autres.

Aussi le *« Homestead Act »* va être perçu comme un appel à l'immigration aux États-Unis. En effet, cette loi vise à doter le pays d'une main d'œuvre importante nécessitée par la révolution industrielle.

## II. L'époque du grand coup de frein

À la période de pleine migration qui dure plus de trois siècles, va succéder une période moins faste pour l'immigration. Si les deux guerres mondiales et la crise de

---

[84] Jean-Claude Chesnais, L'immigration et le peuplement des États Unis, In: Population, 54e année, n°4-5, 1999. pp. 611-633; doi : 10.2307/1534848, https://www.persee.fr/doc/pop_0032- 4663_1999_num_54_4_7035

1929 constituent des facteurs pouvant freiner l'immigration aux États-Unis, le grand frein est venu du côté de la législation.

À partir de 1921, l'*Emergency quota Act* est pris. C'est une loi qui instaure des quotas migratoires : limitation à 3% de la population présente par nationalité sur la base du recensement de 1910. En 1924, c'est « *Immigration Act* » ou Loi Johnson-Reed qui est votée. Elle vient renforcer le système des quotas. Cette nouvelle loi prend comme référence de calcul du quota le recensement de 1890 et limite le nombre de migrant par pays à 2%.

Soulignons que cette tendance restrictive commence déjà en 1882. La *Chinese exclusion Act* de 1882 interdit l'immigration chinoise perçue comme une menace sur le marché de travail après les entrées importantes liées à la Ruée vers l'or puis la construction des chemins de fer du milieu du XXè siècle[85]. En 1907, cette restriction visait l'immigration japonaise.

En 1942, le Programme *bracero* est mis en place. Ce programme qui dure jusqu'en 1964 organise une migration saisonnière de travailleurs mexicains principalement

[85] Cette mesure est levée en 1943 pour l'effort de guerre.

employés dans l'agriculture, qui assure la circularité des flux dans une logique de réponse aux besoins de l'économie, tout en évitant les sédentarisations sur le territoire américain[86].

## III. La phase de la réouverture

La troisième phase qui est en cours actuellement est amorcée depuis 1952. L'*Immigration and Nationality* votée en 1952 constitue une étape importante dans la législation américaine sur l'immigration, surtout son *amendement* de 1965 met fin à la politique des quotas et ouvre les portes du pays à une immigration beaucoup plus diversifiée, encourageant les travailleurs qualifiés (vers une immigration choisie) et les processus de regroupement familial.

Les années 90 voient apparaître un autre programme qui renforce un peu plus le statut de pays d'immigration des États-Unis. En effet, en 1990, le programme de Visa de diversité ou Loterie Visa de diversité est lancé.

---

[86] Virginie Baby-Collin. Nation, immigration et question identitaire aux États-Unis. Géopolitique des Amériques, 2017, 978-2-09-164935-1. halshs-01538156

# CHAPITRE 2:

# LA GREEN CARD OU LA CARTE DE TOUTES LES ATTENTIONS

La Green Card est le symbole et l'illustration de ce que les États-Unis sont effectivement une terre d'immigration. En effet, à le comparer à son voisin canadien ou encore aux États européens, le système de la Green Card reste assez particulier (Section 1). Le processus conduisant à l'obtention de ladite allie simplicité et rigueur (Section 2).

## Section 1 : La petite histoire de la Green Card

La « Green card » est aujourd'hui intimement associée à la Loterie Visa, qui est le moyen le plus populaire et le plus simple d'obtenir une carte de résidence permanente des États Unis. Mais d'où est partie cette « ingénieuse » idée ?

### I. La Carte verte : Qu'est-ce que c'est ?

Le terme « Carte verte » vient de la couleur du papier utilisé par le « Formulaire I-1651 », prédécesseur de la carte, qui fut de couleur verte jusqu'en 1964. Depuis cette date, la carte est de différentes couleurs, mais elle est toujours connue sous le nom de Carte verte. La carte, en 2006, est plutôt de couleur blanche au recto avec le nom du porteur, sa photo et d'autres informations et contient un bandeau vert foncé au verso avec divers systèmes empêchant la contrefaçon.

La carte verte est un permis qui vous autorise à vivre et à travailler aux États-Unis de façon permanente. En obtenant la carte verte, vous devenez résident des États-Unis. En plus de vous permettre de vivre et de travailler aux États Unis la Green card peut vous faire accéder à la nationalité américaine.

La Green Card ne confère pas automatique la citoyenneté américaine. Le porteur de carte verte doit obéir aux lois américaines, payer les impôts, mais n'est pas citoyen américain[87]. Contrairement à un citoyen américain, un porteur de carte verte peut être expulsé des États-Unis. Il est d'ailleurs illégal de dire que l'on est citoyen américain si l'on est seulement porteur de la Carte verte.

## II. La Green Card : Les voies d'obtention

Hormis les demandes d'asile, il existe quatre façons d'obtenir la Green Card. D'abord, la voie professionnelle consistant à se faire sponsoriser par un employeur américain, mais la démarche peut être longue et coûteuse. Les investisseurs peuvent aussi en bénéficier à condition d'investir au moins 1 million de dollars et d'employer 10 citoyens américains.

Ensuite, l'investissement dans le secteur immobilier facilite l'obtention de la Green Card. En effet, grâce au programme fédéral EB-5, les étrangers qui investissent 500

[87] Pour devenir citoyen, il faut remplir des conditions. Nous exposons ces conditions dans la section suivante.

000 dollars ou plus dans un projet immobilier à but commercial peuvent faire une demande de carte verte. Construction d'un hôtel, d'un condominium, d'une tour de bureaux, complexe sportif, tous les projets sont éligibles à condition qu'ils emploient dix personnes par investisseur. La famille de l'investisseur peut, elle aussi, faire une demande de Green card. Il faut compter entre 22 et 26 mois d'attente pour obtenir le droit de résider aux États-Unis.

Par ailleurs, il y a la voie familiale : Si on est l'époux, l'épouse d'un (e) Américain (e), si on est l'enfant de moins de 21 ans et non marié d'un parent américain et si on est parent d'un enfant américain de plus de 21 ans. Cela concerne également l'époux, l'épouse et les enfants non mariés d'un détenteur de la Carte verte. L'enfant d'un diplomate né sur le sol américain est également éligible. Il existe quelques autres cas particuliers.

Enfin, il faut mentionner la voie d'obtention de la Green Card la plus populaire de ces dernières années : la loterie annuelle, dénommée *Diversity Visa* ou Visa de la diversité.

## Section 2 : La loterie visa ou la quête de la diversité ethnique des États-Unis

S'il y a un programme d'immigration qui suscite assez d'engouement, c'est bien la Loterie Visa. Dans cette section, faisons un rapide tour de l'histoire de cette initiative qui s'implante un peu plus dans le paysage institutionnel des États-Unis.

### I. La Loterie Visa : vision et évolution

La première idée qui facilite l'avènement de la Loterie Visa remonte à la fin des années 80. En effet, l'ancien président américain Ronald Reagan adopte un projet de loi visant à accorder des « cartes d'amnistie et de résidence permanente à 2 millions de Mexicains vivant illégalement aux États-Unis. Il s'inquiète de la perte de la diversité ethnique aux États-Unis. L'idée est donc de restaurer et de préserver la diversité nationale du pays via la Loterie des cartes vertes[88].

La première version de la loterie de cartes vertes est créée en 1987 sous le nom de « Programme de loterie NP-5 ». Chaque année et pendant deux ans, 5 000 visas sont

[88] Fr.DVLottery.me, « Histoire de la loterie de la Carte vertes », 11 août 2019

délivrés à des participants de 36 pays. En 1990 et 1991, le programme prend l'appellation « Programme OP-A » et 10 000 sont délivrés. Les deux années suivantes, le programme est renommé « Programme AA-1 » avec 40 000 visas distribués à 37 pays[89].

Ce n'est qu'en 1994 que le programme prend sa forme actuelle avec l'émission de 50 000 visas chaque année, sous le nom officiel est le « Diversity Immigrant Visa Program ». Et le système d'inscription en ligne est mis en place en 2003. Car jusqu'en 2022, toutes les demandes de loterie doivent être envoyées par la poste aux autorités américaines, avec pour conséquence le traitement manuel de millions de demandes chaque année.

## II- La Loterie Visa : La notion d'éligibilité et conditions de participation

Géré chaque année par le Département d'État, le programme de Visa de Diversité (DV) est orienté vers les pays ayant historiquement un faible taux d'immigration vers les États-Unis. Mais les candidats au programme

---

[89] Fait particulier, sur le nombre de Visas émis, 16 000 sont réservés à l'Irlande du Nord.

doivent répondre à des critères simples et précis afin de se qualifier.

En termes de pays éligibles, les visas disponibles sont répartis entre six régions géographiques, et en aucun pays faisant partie ne peut recevoir à lui seul plus de 7% du total des visas disponibles pour l'année. Aussi certains pays sont ils exclus parce que comptant déjà plus 50 000 immigrés aux États-Unis dans les dernières vagues d'immigrés[90]. Cependant, ceux qui sont nés dans la région administrative spéciale de Hong Kong, dans la région administrative de Macao et à Taïwan sont éligibles.

Quant aux individus, deux conditions d'éligibilité sont à remplir. La première : Les individus nés dans l'un des pays dont les ressortissant (e)s se qualifient peuvent être éligibles. Mais si vous n'êtes pas né dans un pays éligible, vous pouvez répondre au critère d'éligibilité soit en invoquant la nationalité de votre conjoint(e) qui est né dans

[90] En 2020, c'est ainsi que les ressortissants de 19 pays et territoires ont été écartés du programme DV ces 5 dernières années : Le Bangladesh, le Brésil, le Canada, la Chine (continentale), la Colombie, la République Dominicaine, le Salvador, Haïti, l'Inde, la Jamaïque, le Nigeria, le Pakistan, le Pérou, les Philippines, la Corée du Sud, le Royaume-Uni (sauf l'Irlande du Nord) et ses territoires d'outre-mer et le Viêt Nam.

un pays éligible, soit en faisant prévaloir la nationalité de l'un de vos parents issu d'un pays éligible.

La seconde condition d'éligibilité est relative à l'exigence d'un niveau minimum d'éducation ou d'expérience de travail. En effet, le candidat doit donner la preuve qu'il a le diplôme de baccalauréat ou qu'il a effectué 12 ans d'études dans les cycles primaire, moyen et secondaire. À défaut, le candidat doit avoir deux ans d'expérience dans un domaine de travail qui nécessite deux années de formation professionnelle ou d'expérience professionnelle[91].

## III- La Loterie Visa : L'inscription et la sélection

L'inscription à la Loterie Visa se fait en linge. Elle se résume au remplissage du formulaire électronique pour le visa de diversité (Le E-DV Entry Form ou le DS-5501) sur le site www.dvlottery.state.gov. Les inscriptions incomplètes ne seront pas acceptées et il n'y a pas de possibilité d'enregistrer puis revenir poursuivre.

---

[91] Le Département d'État utilisera la base de données fournie par le Ministère du Travail (U.S. Departement of Labor) qui s'appelle O*Net Online afin de déterminer si une expérience professionnelle emplit les conditions de qualification.

Les époux sont autorisés à s'inscrire chacun de leur côté si les deux personnes remplissent les conditions d'admissibilité. Ce qui multiplie les chances du couple car si l'un des deux est tiré au sort, son conjoint en bénéficiera comme ayant-droit. Mais dans tous les cas vous devrez renseigner le nom de votre époux ou épouse, de même pour vos enfants de moins de 21 ans.

Il est important de préciser que l'inscription à la Loterie Visa n'est pas payante et il est vivement recommandé de remplir le formulaire d'inscription sans l'aide de « consultant de visa », « agents facilitateurs de visas » ou autres personnes qui se proposent d'effectuer l'inscription en votre nom. Mais si vous recourez aux services d'une tierce personne pour remplir votre formulaire d'inscription, vous devez être présent pendant le remplissage du formulaire afin de vérifier que les informations sont correctes et afin de pouvoir conserver votre page de confirmation ainsi que votre numéro de confirmation.

Sans ces deux informations, vous n'aurez pas accès au système de vérification des inscriptions sélectionnées. Après avoir soumis votre inscription, vous verrez apparaître sur l'écran votre nom et un numéro de confirmation propre à vous. Veuillez imprimer cette page de confirmation de votre inscription.

La sélection des candidats se fait électroniquement et aléatoirement parmi les personnes ayant soumis une inscription complète et dans les normes, tout en considérant le nombre de visas disponibles pour chaque région et chaque pays. Pour vérifier si leurs demandes ont été sélectionnées ou non, tous les candidats au programme devront consulter la rubrique « Entrant Status Check » en utilisant le numéro de confirmation propre à leur inscription.

Le candidat sélectionné est dirigé vers une page de confirmation où il reçoit toutes les informations relatives à la demande de visa, y compris les frais d'immigration. La rubrique « Entrant Status Check » est le seul moyen par lequel les candidats sélectionnés recevront les notifications du Département d'État. Le Département d'État n'enverra aucune notification par poste ou par e-mail aux candidats sélectionnés. Les ambassades et les consulats américains ne fournissent pas une liste des candidats sélectionnés.

Afin d'immigrer, les candidats sélectionnés doivent démontrer leur admissibilité d'entrer aux États-Unis comme immigrant(e)s. Le formulaire DS-260 (Online

Immigrant Visa and Alien Registration Application) et l'agent consulaire, lors d'un entretien, soumettent les candidats sélectionnés à des questions relatives à leur admissibilité aux États-Unis comme immigrants. Ces questions portent sur des sujets liés à la criminalité et la sécurité.

Toutes les personnes sélectionnées, ainsi que les membres de famille, doivent recevoir leurs visas au plus tard le 30 septembre[92]. Le Département d'État ne peut, sous aucun prétexte, accorder un visa ou USCIS au-delà de cette date. Les préparatifs du voyage, le billet d'avion et l'hébergement reviennent entièrement à la charge du candidat sélectionné.

## IV. L'obtention de la nationalité américaine

Si l'obtention de la Green Card vous permet d'entrer aux États-Unis, d'y résider et de travailler, de faire tout ce que vous voulez sauf exercer le droit de vote ou de faire partie d'un jury, seule l'obtention de la nationalité américaine fait de vous un citoyen complet (2). Mais avant

92 Date marquant la fin de l'année fiscale aux États-Unis.

d'être éligible à la nationalité américaine, il faudrait d'aborder conserver sa Green Card (1).

## 1. La Green Card : Comment la conserver ?

Si elle est facile à obtenir, elle est aussi facile à perdre. En effet, il est possible de perdre sa Carte Verte et son statut de résident permanent aux États-Unis. L'une des principales raisons de cette perte est la non-déclaration de son impôt durant un séjour à l'étranger ou encore le fait de se déclarer comme étant non-résident sur sa feuille d'imposition. Un séjour prolongé à l'étranger peut aussi entraîner la perte de la Green Card puisque l'agent de l'immigration peut l'interpréter comme un abandon de la Carte Verte.

Si vous devez séjourner plus de six mois à l'étranger et que vous ne désirez pas perdre votre statut de résident permanent, il faudra prouver que vous n'y avez pas renoncé. Pour ce faire, prenez toujours le soin de remplir votre feuille d'imposition en tant que résident américain et gardez une adresse sur le territoire américain. Prenez également soin de conserver votre permis de conduire américain ainsi qu'un compte bancaire et une carte de crédits américains.

Si vous devez vous absenter plus d'un an, prenez le soin d'effectuer une demande de permis de re-entrée ou *« re entry permit »* avant de quitter le sol américain. Il s'agit d'une sorte de livret similaire à un passeport et dont la validité est de deux ans, à compter de sa date de délivrance. Vous avez ainsi l'assurance de pouvoir retourner sans peine sur le territoire américain et conserver votre titre de résident permanent.

### 2- La nationalité américaine : les conditions d'obtention

L'obtention de la nationalité dépend du statut du demandeur. En ce qui concerne les étrangers, il existe trois différentes solutions pour être naturalisé. La première : Être résident permanent aux États-Unis (avoir une carte verte) depuis au moins 5 ans[93]. La deuxième : Épouser un citoyen ou une citoyenne américaine. L'époux ou l'épouse doit avoir plus de 18 ans et être américain depuis au moins 3 ans s'il est d'origine étrangère. À cela s'ajoutent les conditions de durée de résidence et le niveau de maîtrise de l'anglais. La troisième solution : Entrer dans l'armée, sous

[93] En dehors du fait d'avoir au moins 18 ans et d'être de bonne moralité, vous devez avoir été présent physiquement aux USA au moins 30 mois et vous n'avez pas quitté le pays pendant plus de six mois (sauf exceptions), avec un bon niveau en anglais et connaître l'histoire des États-Unis.

certaines conditions d'âge (18 ans au moins), de niveau de langue, de moralité et de résidence[94].

Mais l'acquisition de la nationalité américaine peut être automatique. Un enfant né hors des États-Unis d'au moins un parent américain peut se faire reconnaître comme étant un citoyen américain dès sa naissance. Il faut, cependant, chercher à savoir si les lois ont évolué au cours des années, il vous est donc recommandé de vous renseigner auprès d'un avocat en droit de l'immigration expérimenté pour savoir si cet enfant remplit les critères de citoyenneté par la naissance.

[94] Vous devez avoir été présent physiquement aux USA au moins 30 mois dans les 5 années précédant la date de demande de naturalisation (sauf dans le cas où la demande serait faite pendant que vous êtes en service ou dans les 6 mois suivant la libération).

# CHAPITRE 3:

# LE RÊVE AMÉRICAIN : FAUT-IL Y CROIRE ?

Le « American dream » ou *rêve américain* fait amener du monde aux États-Unis. Il y en conduit encore aujourd'hui. Mais d'où vient cette expression et que recouvre-t-elle en réalité ? (Section 1). Si elle est l'expression qui colle le plus à l'histoire américaine, on peut se demander si elle est une réalité pour ceux qui répondent à l'appel du rêve américain (Section 2).

## Section 1 : Le rêve américain : le côté face

Nous nous intéresserons à l'origine et aux valeurs que recouvre l'expression du *rêve américain* d'une part (I) et à un autre concept qui a participé au renforcement du mythe du rêve américain d'autre part : le *American way of life* (II).

### I. Le rêve américain : Origine de l'expression et ses valeurs

#### 1- Le rêve américain : Formation progressive d'un idéal de vie

L'historien James Truslow Adams est celui qui l'utilise pour la première fois en 1931. C'est dans son ouvrage *The Epic of America.* Dans cet ouvrage, il peint une image idyllique de l'histoire américaine et des Américains. En effet, il y décrit notamment ce rêve selon lequel le territoire américain offrirait une vie meilleure pour tous avec des opportunités pour chacun.

Cette expression d'Adams est reprise par une autorité importante. Franklin D. Roosevelt, président des États-Unis, déclare devant le Congrès américain :

*« Le rêve américain de la ferme de taille familiale, appartenant à la famille qui la cultive, s'est de plus en plus*

*éloigné. L'ascenseur agricole, grâce auquel un jeune homme énergétique pouvait s'élever de salarié à fermier, puis propriétaire, ne remplit sa fonction. [...] Un programme national, sous la direction du pouvoir fédéral, avec l'aide des états, des comités, des communautés et des individus est la seule solution. »*[95]

Pour Adam, peu importe la position sociale à laquelle on appartient ou le lieu dans lequel on est né, aux États-Unis, chacun peut atteindre le sommet s'il s'en donne les moyens[96]. Ainsi, partant de rien, un simple citoyen lambda peut arriver à faire fortune aux États-Unis, le pays de tous les possibles.

Mais il faut souligner que cette réalité que porte l'expression de James Truslow est toujours présente dans les discours depuis longtemps déjà. Dès l'époque coloniale, les rois d'Angleterre[97] vendent déjà l'Amérique comme la terre des possibles pour stimuler l'immigration et le peuplement de l'Amérique. Ils vantent l'immensité du territoire, synonyme d'opportunités quasi illimitées, ainsi

---

[95] Franklin D. Roosevelt, Discours devant le Congrès, 1937

[96] « D'où vient le rêve américain ? », https://www.stageusa.fr/dou-vient-le-reve-americain/

[97] Henri VII et Henri VIII.

que l'accès facile à la terre qui constitue l'aspiration de nombreux paysans dans la métropole. Celui qui réussit à devenir propriétaire acquiert de fait le droit de vote pour les députés de la Chambre des communes[98].

Aussi, les puritains anglais, fuyant la persécution, en débarquant en Amérique au XVIIème siècle abord du Mayflower poursuivent déjà ce « rêve américain ». En effet, ils voient l'Amérique comme la « Terre promise » où ils peuvent prendre un nouveau départ et construire une société neuve, loin des persécutions en vigueur en Europe. Dans la *Déclaration d'indépendance américaine* de 1776, la « poursuite du bonheur » figure parmi les droits inaliénables de l'Homme, à côté de la liberté et de l'égalité :

*« Nous considérons que ces vérités sont évidentes, que tous les hommes ont été créés égaux, qu'ils ont été dotés par leur Créateur de certains droits inaliénables qui sont notamment la Vie, la Liberté et la poursuite du Bonheur ».*

La Révolution industrielle fait progresser l'idée du « rêve américain ». En effet, avec la Révolution industrielle, de nombreux Américains réussissent à

[98] Le rêve américain, wikipedia.org

s'enrichir au cours du XIXème siècle, à force de courage et d'esprit d'entreprise[99]. Des centaines de milliers d'Européens quittent à cette époque le Vieux Continent pour échapper aux persécutions religieuses – cas des juifs d'Europe de l'Est –, à la pauvreté (les Italiens) ou à la grande famine (les Irlandais).

**2- Les valeurs du rêve américain**

Le rêve américain représente l'idée selon laquelle une personne, aux États-Unis, seulement accompagnée de son courage, son travail et sa détermination, a la possibilité de devenir brillant et subvenir à ses besoins ainsi qu'à ceux de sa famille. C'est une chance qui est accessible à tous.

À certains égards, l'on peut dire que le rêve américain est de nature éthique. Il incarne à la fois la liberté (de croire, de penser et de pratiquer) et l'égalité. Cela induit que chaque citoyen possède le même potentiel face au travail. En somme, le *American Dream* est porteur de valeurs qui incitent chacun à viser le sommet et se donner à fond, ne pas s'arrêter sur un échec. Le rêve américain impacte le monde grâce à un autre concept fortement diffusé dans le

[99] Andrew Carnegie, John D. Rockefeller…

monde entier depuis un certain nombre d'années : le *American way of life* !

## II. L'*American waf of life* : Vecteur de diffusion du rêve américain

### 1. Un mode de vie à la gloire de la consommation

Au lendemain de la Seconde Guerre mondiale, les États-Unis connaissent une période de prospérité sans précédent qui favorise l'émergence d'une nouvelle société, celle de la consommation de masse, caractérisée par l'apparition de nouveaux modes de vie fondés sur le confort matériel lié à l'utilisation de nouveaux produits comme l'automobile, la télévision ou l'électroménager. Le niveau de vie des individus s'élevé considérablement. L'ouverture de supermarchés qui sont de véritables temples de la consommation symbolise cette société : MacDonald[100], KFC[101], etc.

Cette société de consommation de masse est aussi caractérisée par l'augmentation du temps de loisirs : la

---

[100] McDonad's Corporation est une chaîne de restauration rapide américaine fondée par l'homme d'affaires Ray Kroc en 1952 après qu'il achete les droits d'une petite chaîne de hamburger exploitée à partir de 1940 par Richard et Maurice McDonald.

[101] Kentucky Fried Chicken (KFC) est une chaîne de restauration rapide centrée de poulet frit, basée à Louisville dans le Kentucky, fondée au milieu dans les années 40 par le colonel Harland Sanders.

télévision occupe les soirées et l'automobile permet de se déplacer plus facilement pendant les périodes de vacances.

*Les facteurs de cette diffusion*

À partir des années 1960, le mode de vie américain, diffusé grâce à la publicité, à la télévision et au cinéma, fait rapidement l'objet d'une vive admiration dans les autres pays développés qui l'adoptent rapidement. Dès lors la culture américaine devient un objet économique.

La puissance économique et politique et l'image d'une société prospère favorisent l'attrait qu'exerce l'*American way of life* à travers la planète. L'anglais américain, grâce à sa dimension internationale, contribue très largement à la diffusion de la culture américaine. Ainsi en France, des termes d'origine américaine comme par exemple *fast-food*, *week-end* ou *jogging* sont passés dans le langage courant. Aujourd'hui, il faut ajouter au cinéma et à la télévision, un autre outil de communication, également vecteur de cette diffusion : l'Internet.

## 2. Les médias et les loisirs au service de l'*American way of life*

*Les médias au service de la diffusion de la culture américaine*

Les principaux médias : presse, cinéma, télévision et plus récemment Internet sont au service de la culture américaine ; ils permettent son déploiement à travers l'ensemble de la planète, érigeant l'*american way of life* comme un modèle universel. Les télévisions nationales sont inondées par les séries américaines qui présentent le visage d'une Amérique prospère : *Dallas*, *Desesperate Housewives,...* Ainsi, les cent premières chaînes de télévision de l'Union européenne, importent près de deux tiers de leurs programmes de fiction des États-Unis.

Le cinéma américain est présent dans le monde entier. Nombreux sont les films américains qui sont des succès planétaires : *Titanic* (1998), *Star Wars* (2005) *Spiderman* (2007). Aujourd'hui, ce cinéma représente 10 % de la production mondiale de films mais 50 % du temps de projection et près de 90 % du marché mondial de la vidéo[102].

Tout comme le cinéma, la musique américaine inonde également la planète. Les grands chanteurs déplacent des foules un peu partout dans le monde : Michael Jackson, Madonna, Britney Spears, Justin Timberlake, Rihanna, R.

---

102 Maxicours, L'*American way of wife*, www.maxicours.com/se/cours/l-american-way-of-life/?/

Kelly... Cette notoriété mondiale des chanteurs américains permet aux maisons de disques comme EMI[103] d'engranger d'énormes profits. Ces chanteurs symbolisent parfois un look vestimentaire comme par exemple le groupe Nirvana largement associé au *look grunge*[104].

Enfin, dans le domaine littéraire, les Américains ne sont pas en reste, en témoigne le succès planétaire du *Da Vinci Code*, de Dan Brown paru en 2003.

*Les loisirs des Américains*

Le sport n'est pas le premier des loisirs pour les Américains. En revanche les sportifs sont célébrés comme des vedettes aussi bien au niveau national qu'international : Michael Jordan dans l'univers du Basket, Venus et Serena Williams pour le tennis ou encore le jeune Michael Phelps pour la natation. Ces sportifs constituent de véritables panneaux publicitaires pour les produits américains et se

---

103 Electric and Musical Industries, maison de disque créée en mars 1931 sous le nom, par la fusion de la filiale anglaise de Columbia Records et de la Gramophone Company.

104 Apparu dans les années 90, le *look grunge* fut un style venant tout droit de la scène musicale américaine : les vêtements sont confortables, sales et la plupart du temps en flanelle. Le grunge apparaît d'abord à Seattle à la fin des années 80 et au début des années 90, à l'heure où des groupes tels que Nirvana, Alice in Chains, ou Pearl Jam débutent leur carrière (et réinventaient complétement la musique rock). L'apparence de Kurt Cobain résume assez bien le style *grunge* : des cheveux longs décoiffés, des jeans déchirés, des chemises à carreaux *oversize* et Converse aux pieds.

font d'ailleurs les ambassadeurs de certaines marques particulièrement prisées par les jeunes comme par exemple *Levis* ou *Nike*.

C'est principalement dans les parcs de loisirs que les Américains se détendent. Ces derniers se multiplient à travers le territoire ces dernières décennies et le concept se diffuse rapidement au reste de la planète : Disneyworld en Floride, Eurodisney en France...

## Section 2 : Le rêve américain: le côté pile

### I. Le rêve américain : Du rêve à la réalité

*Une Amérique en proie à l'égoïsme des classes*

L'immigration est en train de redéfinir le « portrait démographique » des États-Unis. D'ici 2044, les Américains blancs (non hispaniques) vont être une minorité aux États Unis et, d'ici 50 ans, les Asiatiques représenteront plus du tiers des immigrants, devenant ainsi un groupe démographique plus important que la minorité afro-américaine[105]. Cette réalité donne lieu à un clivage qui se traduit par la multiplication des discours suprématistes ou populistes dans le rang de la population « blanche ».

Des discours qui trouvent échos dans la sphère politique avec l'émergence de petits partis qui asseyent leur popularité sur le « danger » de l'immigration. Bien qu'étant de l'un des deux grands partis traditionnels – Parti Républicain, Donald Trump doit son succès aux élections

105 Élisabeth Vallet et Andréanne Bissonnette, « Immigration : que reste-t-il du rêve américain ? », 2017, https://www.areion24.news/2017/03/16/immigration-reste-t-reve americain/

de 2016 au fait qu'il sait capter les votes de la population « blanche », elle qui se sent menacée par les « immigrés ».

L'Amérique d'aujourd'hui n'est plus celle qui voit se forger le rêve américain. L'Amérique, qui se veut au départ solidaire, est désormais le pays de l'égoïsme individuel, de l'égoïsme des classes opulentes. Une Amérique où, comme le souligne Allègre Claude, « l'idée de mutualisation des risques provoque une allergie chez beaucoup. »[106] On se souvient de - toute la difficulté de l'administration Obama à faire passer sa réforme sur la couverture universelle de santé, l'*Obama Care*. Avant d'être adoptée, elle a été vidée de son contenu.

*Un pays sans une réelle mobilité économique*

La mobilité économique est cette dynamique qui fait que d'une génération à une autre les revenus augmentent. Et si le rêve américain opère toujours, cela suppose que les revenus actuels devraient être nettement supérieurs à ceux des générations précédentes. Mais ce n'est pas la réalité des États Unis.

Selon une étude de The Pew Charitable Trusts via leur Economic Mobility Project datant de 2007, en matière de

---

[106] Allègre Claude, Le rêve américain, L'Express, 31 mai 2001

mobilité économique, les autres pays font même mieux que les États-Unis ; comme c'est le cas de la France (où la mobilité est 1,2 fois plus forte par rapport à celle des États-Unis), de l'Allemagne (1,5 fois), du Canada (un peu moins de 2,5 fois) ou encore du Danemark (un peu moins de 3,2 fois).

Ce constat est partagé par le Center for American Progress, qui rapporte, dans une étude consacrée à la mobilité aux États-Unis, que « la mobilité intergénérationnelle aux États-Unis est plus basse qu'en France, Allemagne, Suède, Canada, Finlande, Norvège et Danemark. Parmi les pays à hauts-revenus pour qui des estimations comparables sont disponibles, seul le Royaume-Uni a un taux de mobilité inférieur à celui des États-Unis ».

Une étude, rendue publique en mars 2010 par l'Organisation de coopération et de développement économiques (OCDE), classe les États-Unis dans le groupe des pays dans lesquels la mobilité sociale est la plus faible, « c'est-à-dire où les fils de pauvres seront pauvres et les fils de riches seront riches »[107].

---

[107] Vincent Destouches, «Le rêve américain n'est-il qu'un rêve?», 25 mai 2010, https://lactualite.com/politique/le-reve americain-nest-il-quun-reve/

*La renonciation à la nationalité américaine*

Cette dernière décennie étant une tendance, peu rassurante pour le rêve américain, se développe. Il s'agit de la renonciation à la nationalité américaine. Même s'il reste minime par rapport à ceux qui obtiennent dans le même temps le précieux sésame, le nombre d'abandons de passeport ou de «Green card» augmente chaque année. En 2017, le nombre de renonciations s'élève à environ 6 800, soit une hausse de 26% par rapport à 2016 (5 411) qui est déjà en hausse de 26% par rapport à 2015. En 2014, ce nombre est de 3 000.

Le rythme de renonciation augmente, en effet, en 2010 suite à l'adoption d'une nouvelle loi visant à endiguer l'évasion fiscale des citoyens américains vivant ou travaillant à l'étranger : la *Foreign Account Tax Compliance Act* (FATCA) qui oblige alors les institutions financières étrangères à déclarer au Trésor américain les actifs détenus par leurs clients. L'accord conclu entre la Suisse et les États-Unis sur l'application FATCA est entré en vigueur le 2 juin 2014[108].

---

[108] Chantal de Senger, «Pourquoi renoncer à sa nationalité américaine?», 07 août 2018, https://www.bilan.ch/economie/pourquoi_renoncer_a_sa_nationalite_americaine_

La raison principale de la renonciation à la nationalité américaine est le nombre démesuré de formulaires à remplir et de taxes à payer s'ils ne vivent pas sur le sol américain. En effet, les États-Unis sont le seul pays au monde à faire reposer le statut du contribuable sur la nationalité et non sur le lieu de résidence. Aussi, certains citoyens américains renoncent-ils à la nationalité parce qu'ils vivent dans un autre pays qui n'admet pas la double nationalité.

## II. L'American Dream : Du rêve de grandeur à la peau de chagrin

*Les exceptions qui cachent la réalité*

De la période coloniale à la Révolution industrielle, l'idée du rêve américain opère à plein régime faisant venir le monde aux États-Unis. L'idée de faire fortune en partant de rien ou de presque rien aux États-Unis, le pays en compte des exemples. De grands noms sont légués à la postérité et qui ont effectivement bâti des fortunes dans des domaines aussi divers que variés.

Les années 2000 voient monter d'autres grandes fortunes. Et cette fois dans un champ nouveau : les nouvelles technologies de l'information et de la communication. Larry Page, Steve Jobs, Bill Gates… sont tous présentés comme ayant jeté les bases de leurs fortunes à partir de presque rien ou de bricolages.

Le cas Obama. Pour Gérard-François Dumont, l'élection de Barack Obama « est inséparable »[109] de la notion du « rêve américain ». D'abord, souligne-t-il-, Barack Obama est un enfant du rêve américain et, donc, un témoin de sa possible réalisation, puisque son père est Kenyan. L'élection de Obama de celui qui déclare pendant sa campagne qu'il souhaite « maintenir le rêve américain en vie » ne manque pas d'avoir des conséquences : la mondialisation de l'idée du rêve américain, la régularisation de la situation de milliers de travailleurs, l'accentuation de l'intérêt des Africains pour le rêve américain.

Le cas Kamala Harris. Depuis l'élection de Joe Biden en 2020, Barack Obama n'est plus le seul présenté comme l'aboutissement du rêve américain. En effet, le démocrate Joe Biden porte son choix sur une colistière, une femme noire. Kamala Harris devient la première personne de couleur à occuper la vice-présidence américaine. Elle est vue comme le modèle « parfait » pour illustrer le rêve

---

[109] Jean-François Dumont, « Barack Obama et le "rêve américain" » in *Population & Avenir*, 2009/1 (n°691), page 3. [En ligne sur Cairn.info, 01 février 2012]

américain pour nombre de personnes, en ce sens qu'elle est fille d'un économiste jamaïcain et d'une biologiste et oncologue indienne. Donc, ces deux parents étant des produits de l'immigration et du rêve américain par ricochet.

*Un rêve qui ne voit plus grand*

S'il est vrai que des fortunes bâties presque à partir de grand-chose existent dans l'histoire américaine, s'il est aussi vrai que des fils et arrière-petits-fils d'immigrés se hissent haut dans les sphères de décision et de gouvernance aux États Unis, il y a une question toute simple à laquelle il faudra répondre : « Combien sont-ils ? ». Se poser cette question revient d'une part à se demander s'il n'y a de concours de circonstance qui expliquent ces fortunes et, d'autre part, à se rendre à l'évidence que si le rêve américain a été possible, les choses évoluent bien aujourd'hui.

Tout indique aujourd'hui que le « rêve américain » s'apparente de plus en plus à un mythe. Ou tout au moins que ce « rêve » n'est pas à la portée de tout le monde. L'idéal de la possibilité de bâtir une fortune à la portée de tous n'est pas reflété par les chiffres. C'est à une forte concentration de la richesse dans les mains d'une minorité qu'on assiste. Selon

Bloomberg, qui reprend les chiffres de la réserve fédérale, les choses vont plutôt bien pour les ultra-riches américain.es. La fortune des 1% plus riches dépasse celles combinées des classes moyennes et moyennes supérieures. Toujours selon la Réserve fédérale, les 10% des plus riches détiendraient, en 2019, 63,8% de la richesse totale du pays[110].

Or, si la richesse était effectivement à la portée de tous comme le prône le « rêve américain » ; cet écart n'existerait pas entre les riches pour se muer en gouffre entre les riches et les pauvres du pays. Surtout l'on met dans la balance le temps depuis lequel la méritocratie que véhicule le concept du rêve américain est en marche : bientôt trois siècles !

Aujourd'hui, le rêve américain se réduit de plus à une peau de chagrin. Les immigrés, venus du monde entier pour réaliser leur rêve américain, se rendent compte que la réalité est moins plus emballante. Ils se rendent à l'évidence qu'il faut revoir à la baisse leurs ambitions. Ainsi, passe-t-on des rêves de fortunes ou de célébrités à

---

[110] Thomas Burgel, « Aux États-Unis, les 1% les plus riches possèdent presque autant que les classes moyennes », 13 novembre 2019, www.korii.slate.fr

ceux de : avoir un boulot, une maison, un véhicule, faire des économies à envoyer aux personnes qu'on a laissées au pays. C'est la situation qui se dégage des témoignages des immigrés africains de ces dernières années.

Dans les témoignages de ces immigrés, on note presque les mêmes récurrences. D'abord, la barrière de la langue (surtout pour ceux venant des pays francophones) complique l'existence pendant les premiers mois. Ensuite, c'est le passage d'un petit boulot à autre durant plusieurs mois. Enfin, lorsqu'un boulot, plus ou moins stable, est décroché, il est loin de permettre la stabilité financière dont on a toujours rêvé. Beaucoup d'autres immigrés font de plus en plus le choix de service militaire qui garantit plus de stabilité que les jobs dans le secteur privé dans lequel on n'est jamais à l'abri d'un licenciement.

En somme, le rêve aujourd'hui opère plus comme un mirage : plus on s'en approche, plus il s'éloigne. À l'image des conquistadors qui se ruent sur les Amériques à la recherche de cités d'or et qui vont ensuite déchanter, les immigrés réalisent qu'il faudra batailler durement ne serait-ce déjà que pour survivre.

Aujourd'hui, une nouvelle tendance se développe : les immigrés africains ne rêvent plus de faire fortune aux États

Unis mais plutôt dans leurs pays d'origine. En effet, ayant compris que les économies qu'ils se constituent ne peuvent les aider à se construire une fortune au pays de l'Oncle Sam, ces économies sont investies dans secteurs en vogue de l'économie de leurs pays d'origine. Le rapport de force étant du côté du Dollar, ces économies, bien orientées, valent une petite fortune, lorsqu'elles sont converties dans leurs pays d'origine.

# CONCLUSION

Les États-Unis sont le produit d'une fascinante histoire. C'est d'abord un pays-continent pourvu d'atouts naturels divers et variés. Cette vaste terre longtemps occupée par des peuplades va connaître un autre destin avec l'aventure de Christophe Colomb. Ces terres vont faire très vite l'objet de toutes les attentions et convoitises – surtout des nations européennes. L'Angleterre réussit à en faire une colonie qui ne tardera pas à s'affranchir de la tutelle de la métropole, au prix d'une guerre.

L'Indépendance obtenue, les rouages de ce qui va être l'une des plus puissantes nations du XXIème siècle se mettent progressivement en place. C'est aujourd'hui un pays qui réussit à se doter d'institutions fortes. C'est un pays qui exerce une influence planétaire. Cette puissance a aussi des fondements économiques ; une économie qui occupe la première place des pays à économie dominante.

L'histoire des États-Unis, sa géographie et son économie favorisent l'émergence et la cristallisation du concept du *rêve américain* : la croyance que n'importe qui, quelles que soient sa couleur et son origine, peut réussir aux États-Unis en partant de presque rien, à force de volonté et de courage. Cet idéal a, pendant longtemps, attiré des millions de femmes et d'hommes de divers horizons aux États-Unis. Mais que reste-t-il de ce rêve américain ?

C'est la question qui sert de fil conducteur au présent ouvrage. Si l'immigration est inscrite dans l'ADN des États Unis et que des millions de personnes continuent d'aller vers ce pays, le rêve n'est plus aussi prégnant que par le passé. Les réalités de la société moderne des États-Unis sont en train d'achever ce qu'il reste du rêve américain et le penchent plus du côté du mirage que de la réalité.

# BIBLIOGRAPHIE

1- Allègre, Claude, Le rêve américain, L'Express, 31 mai 2001

2- Barbier, J.C., Gautié J. Les politiques de l'emploi en Europe et aux États-Unis, PUF, pp.197-217, 1999, Les cahiers du CEE. Halshs-00714404

3- Burgel, Thomas, « Aux États-Unis, les 1% les plus riches possèdent presque autant que les classes moyennes », 13 novembre 2019, www.korii.slate.fr

4- Chantal de Senger, « Pourquoi renoncer à sa nationalité américaine?», 07 août 2018, https://www.bilan.ch/economie/pourquoi_renoncer_a_sa_nationalite_americaine_

5- Classe Internationale, « Hollywood, une expression de la puissance des États-Unis », novembre 2016, www.classe internationale.com

6- CLIO, Voyages culturels, Les États-Unis : Une destinée manifeste, 2021, www.clio.fr

7- Destouches, Vincent, « Le rêve américain n'est-il qu'un rêve ? », 25 mai 2010, https://lactualite.com/politique/le-reve americain-nest-il-quun-reve/

8- « D'où vient le rêve américain ? », https://www.stageusa.fr/dou-vient-le-reve-americain/

9- Ducourant, Tom, « Faut-il envier la flexibilité du marché du travail américain en temps de pandémie ? », Oeconomicu, 3 mai 2020, www.oeconomicus.fr

10- Élisabeth Vallet et Andréanne Bissonnette, « Immigration: que reste-t-il du rêve américain ? », 2017, https://www.areion24.news/2017/03/16/immigration-reste-t reve-americain/

11- Fr.DVLottery.me, « Histoire de la loterie de la Carte vertes », 11 août 2019

12- Histachy, Pascal, « Amerigo Vespucci : l'homme à l'origine du mot Amérique », www.projet-voltaire.fr

13- Jean-Claude Chesnais, L'immigration et le peuplement des États-Unis, In: Population, 54e année, n°4-5, 1999. pp. 611-633; doi : 10.2307/1534848, https://www.persee.fr/doc/pop_0032-

4663_1999_num_54_4_7035

14- Dumont, Jean-François, « Barack Obama et le ''rêve américain'' » in *Population & Avenir*, 2009/1 (n°691), page 3. [En ligne sur Cairn.info, 01 février 2012]

15- Jeannin, Marine « Les grandes étapes de la Guerre de sécession », www.geo.fr

16- La Croix, « Guerre 14-18 : la naissance de la superpuissance américaine », www.la-croix.com

17- Larousse Encyclopédie, « Philippe II », [en ligne], (29 mars 2013)

Larousse encyclopédie, https://www.larousse.fr/encyclopedie/divers/%C3%89tats Unis_activit%C3%A9s_%C3%A9conomiques/186939)

18- Les dossiers « Histoire et Civilisation », Québec, Cégep Sherbrooke, 2018, vol. 7, n°1

19- Mac Evedy C, Jones R., 1978, Atlas of world population history, Londres, Allen Lane, Penguin Books, 368p. cité par Jean-Claude Chesnais, L'immigration et le peuplement des États-Unis, In: Population, 54e année, n°4-5, 1999. pp. 611-633; doi : 10.2307/1534848, https://www.persee.fr/doc/pop_0032-4663_1999_num_54_4_7035

20- Maxicours, « Les facteurs de la puissance américaine », www.maxicours.com

21- Maxicours, « Un secteur tertiaire dominant », https://www.maxicours.com/se/cours/un-secteur-tertiaire dominant/

22- Maxicours, L'*American way of wife*, www.maxicours.com/se/cours/l-american-way-of-life/?/

23- Mettler, 2018, p. 34, cité par Chris Rhomberg, « Travail et travailleurs aux États-Unis : un tournant historique ? », La Nouvelle Revue du Travail, https://journals.openedition.org/nrt/10213

24- Microsoft Encarta, « États-Unis », 2009

25- Ndiaye, Pap, « États-Unis : un siècle de ségrégation », www.histoire.fr, février 2006.

26- Perez, Coralie, La politique publique de l'emploi aux États-Unis.

27- Quadagno et Lanford, 2019, cite par Chris Rhomberg, « Travail et travailleurs aux États-Unis : un tournant historique ? », La Nouvelle Revue du Travail, https://journals.openedition.org/nrt/10213

28- Renard, Camille, « 98% des Américains ont un ancêtre immigré », www.franceculture.fr, 31 janvier 2017.

29- Rhomberg, Chris, « Travail et travailleurs aux États-Unis : un tournant historique ? », La Nouvelle Revue du Travail, https://journals.openedition.org/nrt/10213

30- Servier, J., *Histoire de l'utopie*, France, Folio Essais, 2007, p. 142 cité par

31- The Press Free, « Infographie : Présence militaire américaine dans le monde », www.thepressfree.com)

32- Vince, Charlène « Première Guerre mondiale : résumé de la Grande Guerre 1914-1918 », www.lInternaute.fr, 13 janvier 2022.

33- Vincent, B., *Histoire des États-Unis* (Dir.), Paris, Flammarion, 2016, p. 11.

34- Virginie Baby-Collin. Nation, immigration et question identitaire aux États-Unis. Géopolitique des Amériques, 2017, 978-2-09-164935-1. halshs-01538156

# Table des matières

Dépôt légal N° 13945 du 15 / 04 / 2022

2ème trimestre

Bibliothèque nationale du Bénin

Achevé d'imprimer sous les presses de **CT IMPRIMERIE**

Tél. : +229 96 16 98 55